눌원보건문고 17

의료분야의
여성과 전문직

Women As Providers of Health Care

헬레나 피추르키·알퐁소 메지아·이렌느 버터·레슬리 에워트

서울대학교 의과대학
의료관리학교실 옮김

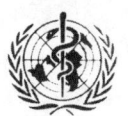

세계보건기구 World Health Organization

세계보건기구는 국제적인 건강문제와 공중보건에 대해 일차적인 책임을 지는 국제연합의 전문기구이다. 1948년 조직된 이 기구를 통해 약 170개국의 보건의료 전문가들은 서로의 지식과 경험을 교환하고 2000년까지 전인류가 사회경제적으로 생산적인 삶을 영위할 수 있게 하는 건강 수준에 도달할 수 있도록 노력하고 있다.

세계보건기구는 포괄적인 보건의료서비스, 질병 예방과 관리, 환경위생 개선, 보건의료인력 개발, 생의학 발전과 보건의료서비스 연구 조정, 보건사업 기획과 실행을 증진시키고 회원국간의 직접적인 기술협력과 협조망을 구축하는 것을 돕는다.

이런 폭넓은 분야의 노력에는 회원국 전국민을 포괄하는 일차보건의료체계 개발, 모자보건 증진, 영양실조 개선, 말라리아나 결핵, 나병 같은 전염병 관리, 에이즈 예방과 관리를 위한 전세계적인 전략 조정, 예방할 수 있는 질병에 대한 면역증진활동 강화와 천연두 박멸, 정신건강 증진, 안전한 식수 공급, 모든 범주의 보건인력교육 등의 다양한 활동이 망라되어 있다.

인류의 더 나은 건강을 위해서는 생물학적 물질, 살충제, 약품에 대한 국제표준 설립, 환경보건 기준 설정, 약품의 일반명 사용 권장, 국제보건규약 관리, 질병과 관련 건강문제의 국제적 통계 분류 개정, 보건통계 정보 수집과 분배 등에 대한 고려 또한 필요하다.

다양한 세계보건기구 주관 사업에 대해 더 자세한 정보를 얻으려면 세계보건기구의 간행물들을 참고하면 된다.

의료분야의 여성과 전문직

헬레나 피추르키
세계보건기구 보건의료인력체계 자문관
Hlena Pizurki
Consultant
Health Manpower Systems
World Health Organization
Geneva, Switzerland

알퐁소 메지아
세계보건기구 보건의료인력체계 의료담당관
Alfonso Mejia
Chief Medical Officer
Health Manpower Systems
World Health Organization
Geneva, Switzerland

이렌느 버터
미시간 대학교 보건대학원 보건기획관리학과 보건기획담당 교수
Irene Butter
Professor of Health Planning
Department of Health Planning and Administration
School of Public Health
University of Michigan,
Ann Arbor, MI, USA

레슬리 에워트
세계보건기구 보건의료인력체계 기술담당관
Leslie Ewart
Technical Officer
Health Manpower Systems
World Health Organization
Geneva, Switzerland

1987
제네바

감사의 말

이 책은 국제적인 협조활동의 산물이며, 여러 나라와 기관 및 개인들이 이 활동에 참가하였다. 저자들은 지면 관계상 일일이 이름을 적지는 못하지만 이 책을 준비하는 데 도움을 주신 모든 사람들께 진심으로 고마운 마음을 전한다.

이 책은 1980년 12월과 1982년 8월에 열렸던 의료제공자로서의 여성(Women as Providers of Health Care)이라는 이름의 국제회의의 발표논문과 회의에서의 토론 및 보고서에서 주장된 생각과 의견에 기반을 두고 있다. 이 두 회의의 참가자 명단은 <부록 3>에 제시되어 있다. 특히 그랍 박사(Dr. B. Grab)와 뷰이 당 하 도안 박사(Dr. Bui Dang Ha Doan)는 제2장에서 인용한 통계 자료를 제공하여 주었고, 헬가 머로우 씨(Mrs. Helga Morrow)와 엘렌 카힐 씨(Miss Ellen Cahill)는 제3장을 서술하는 데 도움을 주었으며, 베벌리 듀가 박사(Dr. Beverley DuGas)는 제5장을 수정해 주셨다. 이 분들의 도움에 깊은 감사를 드린다.

이 책에 깊은 관심을 가지고 많은 도움을 주셨던 헬레나 피추르키 여사(Mrs. Helena Pizurki)는 안타깝게도 이 작업이 완성되기 전에 세상을 떠났다. 나머지 저자들은 생전에 그녀가 헌신적으로 노력을 했던 것을 상기하면서 이 작업을 마쳤다.

역자서문

눌원보건문고 제17권 『여성과 전문직(*Women as Providers of Health Care*)』은 여성이 국가발전에 동등하게 참여하는 것을 강조한 '국제연합 여성 10년'의 목표에 따라 세계보건기구에서 시작한 보건의료 제공자로서의 여성에 대한 국제적 연구의 산물이다. 이 책은 세계보건기구에서 처음으로 보건의료 제공자로서의 여성의 상황을 다룬 작품이며, 또한 여성의 일반적인 상황을 조사·분석하고 지침을 제시한 책으로는 세계 최초의 책이기도 하다.

여성은 보건의료의 주된 소비자이자 공급자이다. 대부분의 가정에서 여성은 가족의 보건의료를 책임지고 있으며, 제도적인 의료가 아닌 돌봄을 제공하고 있다. 그뿐 아니라 제도적인 보건의료에서도 여성은 가장 많은 수를 차지하고 있다. 이처럼 여성은 공식·비공식적으로 보건의료를 제공하고 있지만 보건의료 발전에 대한 여성의 기여에 대해 사회에서는 큰 가치를 부여하지 않고 있다. 개발도상국과 선진국을 막론하고 여성들은 지위·임금·책임·권위에서 차별을 받고 있다.

이외에도 보건의료와 관련된 문헌에서 여성들은 정당한 위치를 차지하지 못하고 있다. 일반 의학이나 연구 문헌에서는 남성이 남녀를 대표하고 있으며, 보건사업에서도 여성이 보건문제의 원인제공자이거나 아니면 모자보건이나 가족계획과 같은 보건사업의 대상자로만 다루어졌다. 이 책이 여성의 건강 문제를 다룬 다른 책 중에서도 뛰어난 점은 바로 여성을 자원으로 보고 있다는 점이다. 여기서는

여성이라는 자원이 현재 어떻게 평가받고 활용되고 있는가를 보고
있다.

여성이 개인과 가족 및 사회 전체의 건강과 복지에 기여하는 바
는 무척 크지만, 보건의료 분야에서의 여성 활동의 중요성은 거의
인식되지 못하고 있다는 것이 이 책의 저자들이 인식하는 바이다.
그리고 이런 흐름은 보건의료 분야에만 국한되는 것이 아니기 때문
에 사회와 떨어져 이 분야에서만 독자적인 해결책을 제시할 수 없
다. 그렇지만 보건의료 분야에서 이 과제를 자신의 것으로 받아들여
야 하는 이유가 있다. 앞에서도 얘기했던 것처럼 보건의료 분야에서
여성은 다수를 차지하고 있으며, 여성이 최초로 전문직으로서 자리
잡았던 곳이기 때문이다. 이에 여성들이 많은 수를 차지하고 있는
이 분야에서부터 여성에게 맞는 새로운 가치체계를 세우려는 노력
이 시작되어야 할 것이다.

이것은 쉬운 일이 아니며, 몇몇 사람들의 노력으로 변화될 수 있
는 것도 아니다. 이 책의 저자들은 이 모든 일을 다 할 수 없다는
것을 알고 그 첫 단계에 해당하는 작업을 하겠다고 천명한다. 이 책
에서는 먼저 공식적인 보건의료 분야에서 일하는 여성들의 현 상황
을 통계자료를 통해 분석해 보고, 대표적인 여성의 직업인 간호직의
상황을 분석해 본다. 다음으로 여성의 역할을 강화시키려면 어떤 활
동이 필요한지를 검토하며, 마지막으로 각국에서 구체적으로 어떤
원칙 하에서 이런 일을 수행하여야 하는지에 대한 지침을 제공한다.

보건의료 제공자로서의 여성의 지위와 역할은 그동안 중심적인
주제가 되지 못했다. 세계보건기구에서 일차보건의료에 대한 보편적
인 접근을 강조하고, 사람들이 자신들의 보건의료의 관리에 개별적
및 집합적으로 참여할 권리와 의무가 있다는 것이 강조되면서, 여성
의 참여는 중요한 주제가 되었다. 여성의 참여 없이 "2000년까지
인류 모두의 건강" 달성은 요원하다는 것이 이 책의 저자들의 견해

이다.

우리나라의 경우, 공식적인 보건의료에 참여하여 서비스를 제공하는 여성인력은 전체 의료인력의 약 3/4에 육박하고 있다. 그러나 이들은 대부분 하위직에 몰려 있으며, 이 책에서 지적하는 것처럼 임금이나 책임, 권위에서 정당한 대우를 받지 못하고 있다.

이처럼 열악한 여성의 현실을 해결하는 첫걸음은 무엇이 어떻게 잘못되어 있는가를 인식하고 그것을 문제로 받아들여 해결책을 찾으려고 시도하는 것이다. 전문직으로서의 여성이 이 사회의 진정한 주인이 되려면 어떤 일들이 이루어져야 하는지에 대한 논의가 담겨 있는 이 책은 진정으로 건강한 사회를 가꾸어 나가려는 보건의료인뿐 아니라 남녀가 동등하게 주인으로 살아가는 사회를 건설하려는 많은 사람들에게 상당히 귀중한 시사점을 줄 수 있을 것이다. 뿐만 아니라 정부의 정책 담당자나 보건의료 관련 분야의 연구자나 교육자 및 임상을 맡고 있는 간호사나 학생들에게도 없어서는 안될 귀중한 책이 될 것이다.

이 지면을 통해 이렇게 귀중한 저작의 번역을 허락해 주신 세계보건기구와 국제적인 이론과 성과를 국내에서 활용하여 국민보건의 향상 및 학술연구 발전에 기여할 수 있도록 재정을 지원해 주신 눌원문화재단에 감사드리며, 아울러 출판과 관련된 실무진에게도 감사의 말을 전한다.

1996년 11월
서울의대 의료관리학교실
주임교수 신영수

❖ 차례 ❖

서론

여성이 국가발전에 동등하게 참여하는 것을 강조한 '국제연합 여성 10년(1975~85)'의 목표에 따라 세계보건기구는 국제연합인구활동기금(United Nations Fund for Population Activities: UNFPA)의 재정지원을 받아 보건의료 제공자로서의 여성에 대한 국제적 연구(Multinational Study on Women as Providers of Health Care)[1]를 비롯한 몇 가지 프로젝트를 시작하였다. 제목으로 보아서는 연구 프로젝트라고 생각할 수도 있지만, 연구는 프로젝트의 일부일 뿐이다. 1980년 초반에 시작된 이 프로젝트는 각 나라마다 그 나라의 실정에 맞는 적극적인 문제해결방법을 채용하였고, 국제적인 활동을 통해 각국의 활동을 촉진하고 지원하는 형태로 이루어졌다. 각국 대표가 참석한 자문회의와 워크숍을 개최하였으며, 적절한 활동을 장려하고 인식의 확대를 꾀하는 책자도 출판·보급하였다. 보건의료 제공자로서의 여성의 상황에 대한 출판물로서는 이 책이 세계보건기구에서 준비한 첫 작품이다. 그리고 사업의 발전에 발맞추어 일반적인 상황을 조사하고 이런 상황을 분석하고 지침을 제시한 책으로는 세계 최초의 책이기도 하다. 이 책에는 사업 초기의 연구 결과와 그를 확대할 방안이 들어 있다.

---

1) 이 프로젝트의 자문위원은 미국 미시건 주 앤아버에 있는 미시간 대학교 보건대학원 보건기획 담당 교수 이렌느 버터(Irene Butter) 박사와 프랑스 파리에 있는 의료사회학 및 인구학센터 소장 뷰이 당 하 도안(Bui Dang Ha Doan) 박사이다.

세계보건기구는 이 책의 출판 사업 외에도 여러 가지 관련 활동을 조직하고 관리하였으며, 그 내용은 다음과 같다.

(1) 보건의료 제공자로서의 여성에 대한 제1차 세계보건기구 자문 회의. 이 회의에서는 앞으로 진행할 활동의 우선순위를 정하였 다.

(2) 보건의료 제공자로서의 여성에 대한 제2차 세계보건기구 자문 회의. 이 회의에서는 프로젝트의 장기적 목표를 달성하기 위한 국가 전략의 주 요소들이 논의되었다.

(3) 공식적인 보건의료체계와 비공식적인 보건의료체계에서 활동 하는 보건의료 제공자로서의 여성에 관한 관련서적의 검토와 해설서의 준비

(4) 17개국 참가자들의 문서 준비. 각 문서는 특정 주제를 분석적 으로 다루고 있는 광범위한 활동 제안서를 수록하고 있다(부록 2 참조).

장기적인 목표

세계보건기구 프로젝트의 일반적인 장기 목표는 다음과 같다.

(1) 공식적인 그리고 비공식적인 보건의료체계에서 보건의료 제공 자로 활동하고 있는 여성의 정치적·경제적 및 사회적 지위를 높 인다.

(2) 모든 여성들이 자신들과 가족 및 지역사회의 다른 사람들에게 보건의료를 제공할 수 있도록 교육과 훈련을 받거나 안내를 받 을 수 있도록 보장한다.

(3) 공식적인 보건의료체계 안에서 일하는 여성들이 지위, 임금, 책

임, 권위 등에 관하여 어떠한 차별도 받지 않도록 보장한다.
⑷ '2000년까지 인류 모두의 건강'을 달성하기 위한 국가적·국제
   적인 활동에 여성의 참여를 촉진한다.

이러한 장기 목표 아래서 이 책이 지향하는 보다 직접적인 목표는
다음과 같다.

⑴ 전 국민과 정책결정자들이 국가 보건의료 발전에 대한 여성의
   공헌도와 공식적인 보건의료체계 내부와 외부에서 여성들이 당
   면하는 장애에 대하여 폭넓은 인식을 가질 수 있도록 한다.
⑵ 보건의료 참여의 특성과 정도에서 볼 수 있는 남녀간의 불균형
   의 원인에 대하여 폭넓은 인식을 가질 수 있도록 한다.
⑶ 여성 자신과 정책결정자에게, 여성 보건의료 제공자의 사회 경
   제적 지위를 높이기 위한 장기적인 전략 개발에서 고려해야 할
   기본 요소에 대한 정보를 제공한다.
⑷ 여성 보건의료 제공자의 사회 경제적 지위를 높이는 활동을 기
   획하며, 자금지원이나 다른 형태의 지원에 관한 지침을 작성한다.

왜 이 책이 필요한가

사회가 여성에게 보건의료를 제공하도록 하면서도 여성이 보건의
료 발전에 기여한다는 사실에 대해서는 가치를 부여하지 않는 것은
모순이다. 작업조건에 관해서 보면, 대부분의 나라에서 여성들은 지
위, 임금, 책임, 권위에서 차별을 받고 있다. 세계보건기구에서 일차
보건의료에 대한 보편적인 접근을 강조하고, 사람들이 자신들의 보
건의료의 관리에 개별적 및 집합적으로 참여할 권리와 의무가 있다
는 것을 점차 더 강조하게 되면서, '2000년까지 인류 모두의 건강'

이라는 목표를 달성하는 데 보건의료 제공자로서의 여성의 지위와 역할이 아주 중요한 주제가 되었다. 그뿐 아니라 여러 나라에서 여성의 출산기능과 연계되어 여성이 특별한 도움을 받을 필요가 있기 때문에, 남자의 진료를 받는 것을 꺼려 하는 여성을 위해 전문적인 여성 보건일꾼들이 필요하였다.

지금까지의 경험을 보면 어느 나라에서나 보건의료체계내에서 여성의 지위를 높일 필요가 있다. 그러나 이보다 더 중요한 것은 전 세계적으로 남성·여성 및 아이들의 육체적·정신적 및 사회적 안녕을 전반적으로 개선할 필요가 있다는 것이다. 보건의료를 발전시키는 활동에서 여성의 일을 촉진하고 확대하며 여성의 활동을 보상하고자 할 때는 이런 목표를 지향하여야 한다. 이렇게 되면 어느 한 성이 관리나 재정적인 이윤을 독점하지 않고, 지역 주민들이 스스로 통제하며 더 나은 보건의료의 혜택을 향유하는 보건의료체계를 개발할 수 있을 것이다.

여성이 개인과 가족 및 사회 전체의 건강과 복지에 기여하는 바는 무척 크지만, 여성들의 활동의 중요성은 거의 인식되지 못하고 있다. 여성들이 부각되었던 경우는 있었지만, 여성들을 보건문제의 원인으로 간주하거나, 모자보건, 가족계획, 영양 등에 초점을 맞춘 프로그램의 주 대상으로 보는 경우에 국한되었다. 그러나 이 책에서는 여성들을 자신과 타인의 보건문제를 해결하는 자원으로 보고 있다.

만약 세계보건기구와 회원국이 일차보건의료를 토대로 하여 '2000년까지 인류 모두의 건강'을 달성할 것을 목표로 하는 전략을 성공적으로 시행하고자 한다면, 한 가지 중요한 전제는 반드시 여성을 자원으로 보고 자원으로서의 여성에 집중해야 한다는 것이다. 이 경우 '닭이 먼저냐 달걀이 먼저냐'와 같은 문제가 떠오른다. 즉 일차보건의료의 지위와 위신이 상대적으로 낮은 이유가 주로 여성이 일차보건의료를 제공하기 때문이냐, 아니면 일차보건의료가 여러 사람들, 특히 남성들에게 열등한 업무로 간주되기 때문에 주로 여성들이 제공하게 되었는가 하는 질문이다.

이 질문에 대한 답과는 무관하게, 우리는 반드시 일차보건의료의 지위와 위상을 높일 방법을 찾아야 한다. 한 가지 방법은 남성과 여성을 업무나 보상면에서 차별 없이 일차보건의료 제공자로서 똑같이 참여시키는 것이다. 또 다른 방법은 일차보건의료에 할당되는 보건예산과 자원의 비율을 크게 올리는 것이다. 그러나 두 번째 방법의 경우, 만약 여성이 계속 일차보건의료 제공자가 되고자 한다면 일차보건의료 영역에서 수행하는 여성들의 업무가 제대로 인정받고 보상받을 수 있어야 한다.

국가에서 현대적인 의과대학을 설립하고 의사를 위한 자리를 마련하면서, 여성 응시자와 여자 교수의 필요성에 대한 논의는 거의 없었던 것이 사실이다. 그러나 이제는 많은 수의 여성들이 이런 사실에 관심을 갖고 있다는 점에 주목하여야 한다. 일차보건의료가 등장하면서 국가는 이를 여성에게 의존하였다. 늦게나마 보건의료부문에서 일하는 여성의 필요성을 알게 되었다는 것은 다행이지만, 여성들은 더이상 수고한다고 격려해주는 데 만족하지 않을 것이다. 이 책이 공식적인 그리고 비공식적인 보건의료체계에서 여성들이 교육, 훈련 및 안내, 고용, 경력개발, 보상의 면에서 받는 차별을 줄이는 데 기여할 수 있기를 바란다.

* * *

우리는 전 세계적으로 보건의료 제공자로서의 여성이 처한 상황을 가능한 한 객관적으로 파악하기 위하여 각국의 다양한 정보원으로부터 양적인 자료나 정보를 얻으려고 노력하였다. 그러나 이 책에서 사용한 정보와 수치들은 주로 선진국 자료이며 개발도상국에는 이와 비교할 만한 자료가 없다는 점에서, 이 책에도 기존 문헌에 내포되어 있는 편견이 반영되어 있다. 그럼에도 불구하고 이 자료를 보면 세계적으로 다음과 같은 면에서 큰 차이가 있다는 것을 알 수 있다. 여성이 보건개발에 어떤 방법으로 어디까지 참여할 것인가? 보건의료 제공자로서의 여성의 지위는 어떠한가? 여성이 보건의료 개발활동에 보다 효과적으로 참여할 수 있도록 여성의 지식과 기술을 향상시키기 위하여 취한 (또는 취하지 않은) 조치는 무엇인가? 그리고 다른 측면에서 여성의 참여를 촉진하기 위해 취한 (또는 취하지 않은) 조치는 무엇인가?

우리는 독자들에게 생각해 볼 거리를 제공하고, 보건의료 제공자로서의 여성과 관련된 사항과 여성에게 영향을 미치는 방법 등에 대해서 각 나라가 다양한 차이를 보이고 있다는 것을 독자들에게 상기시키려고 하였다. 특정 국가에서는 우선순위가 높은 문제라도 다른 국가에서는 우선순위가 낮을 수도 있다. 더 나아가 여러 국가에서 동일한 문제를 가지고 있다 할지라도 문제를 푸는 방식은 각국이 서로 다를 것이다.

제1장

국가 보건의료 발전에 미친 여성의 역할

여러 나라에서 여성은 보건의료의 제공자로서 남성보다 훨씬 더 많은 역할을 하고 있으며, 이것은 현대 보건의료체계가 출현하기 전부터 있어 왔던 현상이다. 어머니로서 할머니로서 아내로서 딸로서 이웃으로서, 여성들은 가족과 지역사회의 비공식적인 보건의료의 일차적 공급자이다. 아직도 많은 개발도상국에서 여성들은 보통 재정적인 보상 없이 친척이나 이웃의 출산을 돕는 전통적인 산파도 활동하며, 신생아들은 대부분 이들 손을 거쳐 세상에 나온다. 여성은 가정에서 뿐 아니라 병원, 진료소 및 다른 지역사회 조직에서 자원봉사자로서 일한다. 또한 초등학교 교사는 대부분 여성들이며, 이들은 학생들에게 건강에 관한 태도와 행태를 가르치는 일도 맡고 있다. 뿐만 아니라 여성들은 공식적인 보건의료체계에서도 중요한 역할을 하며, 보건의료 제공자의 대다수를 차지하는 경우도 많다. 가정의 안팎에서, 공식적인 또는 비공식적인 보건의료체계에서, 여성들은 보건의료 제공자로서 남성보다 많은 수를 차지하고 있다.

성별 노동분업의 개념

보건의료의 제공이라는 면에서 여성이 남성보다 상대적으로 더 많은 역할을 하는 이유로는 여러 가지를 들 수 있다. 먼저 역할의 차이가 성역할의 차이에 따른 행동양식과 연결되어 있다는 설명이

있다. 이때 성역할의 차이는 태어난 그 순간부터 학습과정과 사회조
건을 통해 각 이러한 차이는 개인과 여러 문화에서 오랫동안 제도화
된 권위에 의해서 확립되기는 하였지만 대부분의 경우 생물학적으
로 조건 지어지거나 사회적으로 필요한 것은 아니다. 오히려 성역할
의 차이는 양성간의 생식의 차이와 관련이 있으며, 여성은 특히 '여
성적인(feminine)' 일을 하는 데 적당하고, 남성은 '남성적인(mascu-
line)' 과제에 숙달되었다는 개념을 영속시키면서 습관·관습 및 교육
을 통하여 전달되었다.

성역할의 차이는 공식적인 노동시장에서뿐 아니라 가정내에서도
성별 노동분업을 만들어냈다. 모든 사회에 성에 따른 노동분업이 있
기는 하지만 사회마다 상당한 문화적 차이가 있다. 한 사회에서 여
성에게 적합한 일이라고 생각되는 것이 다른 사회에서는 전형적으
로 남성적인 일인 경우도 있다. 남성과 여성은 처음부터 기능과 역
량 및 욕구가 서로 다른 것으로 인정되었고 그런 기반 위에 사회적
조건이 만들어졌다. 많은 사회에서 여성의 기능은 집안과 가족을 돌
보는 것 외에 이웃과 지역사회로 확대되는 보다 일반적인 돌보기
(caring)와 상담 및 양육을 포함하고 있다.

가정내에서 남녀간의 분업은 경쟁적인 것이라기보다는 상호보완
적이며, 아버지와 어머니는 각각 아들과 딸의 역할모델이 되기 때문
에 이런 분업은 역할 차이의 패턴을 세대에서 세대로 영속시키는 뿌
리 깊은 사회적 전통과 관습이 되어 왔다. 가정내에서 성별 노동분
업은 혼인관계를 보호하기 위해서 배우자간에 일과 관련된 경쟁을
제한하고 상호보완적인 성격을 갖도록 하였다고 설명된다. 문화적으
로 여성에게 할당된 가정내 기능과 같은 기능을 남성도 할 수 있다
고 가정하지 못할 이유는 없지만, 어느 사회에서도 남성이 여성의
기능을 완전하게 대체하지 않은 것은 확실하다. 이러한 가정내 상호
보완성은 노동시장에서는 성에 따른 직업의 분리와 비경쟁적인 노

동자 집단의 발전으로 재생산되었다. 가정내에서의 양성간의 또다른 차이는 여성에게는 종속적인 역할을, 남성에게는 지배적인 역할을 할당한 것이며, 이런 양상은 공식적·비공식적 노동시장에서도 매우 자주 발견되는 현상이다.

개발도상국과 선진국 사회에서 모두 볼 수 있는 성역할 차이의 또 다른 측면은 시장기능과 시장외 기능을 구별하여, 남성에게는 주로 전자를 위임하고, 여성에게는 주로 후자를 위임하는 것이다. 이런 형태의 특화로 인해 여성은 경제적으로 남편에게 종속되며, 가사와 관련된 일은 제대로 인정받지 못하고 전반적으로 가치가 낮게 평가된다. 그러나 여성이 가정에서 소비하기 위한(즉 시장외 노동) 상품과 서비스를 생산한다고 해서, 여성이 시장에 내다 팔기 위해 음식, 의복 및 수공예품과 같은 상품을 생산하지 못하는 것은 아니며, 여성이 가정 밖에서 임노동을 하지 못하는 것도 아니다. 전 세계 여성이 가정에 기반을 둔 생산자로서 참여하는 노동의 다양한 종류— 임노동, 자영업, 임금을 받든 받지 않든 관계없이 가족기업에서의 노동, 가정에서의 가사노동 및 남편들의 소득능력에 대한 기여—에 비추어볼 때, 시장외 노동에 대해서 다시 생각하고 개념을 재정의할 필요가 있다.

비공식적인 보건의료 제공자로서의 여성[2]

카펜터 등(10)은 비공식적인 보건의료 제공자로서의 여성의 책임

---

[2] 이 책에서는 '비공식(non-formal)'이라는 용어를 가정에 있는 가족구성원, 비전문적인 보건일꾼, 산파와 같은 전통적인 치료자나 여성이 설립하고 운영하는 진료소(여성만 대상으로 하는 경우가 많다)를 비롯한 스스로 돌보기 기관이나 상호부조 기관에 의해 제공되는 보건의료를 모두 포괄하여 사용한다.

을 다음과 같이 설명하였다. ① 가족구성원의 보건의료에 관해 결정한다. ② 아이를 건강하게 양육한다. ③ 가족의 음식을 만들고 고르고 준비하고 제공한다. ④ 가족 중 만성질환이나 장애가 있거나 회복되어 가는 구성원을 가정에서 돌본다. 이 외에도 여성은 다른 책임도 지고 있다. 가족의 건강을 유지하고 (자기자신과 타인의) 질병을 찾아내며 병자를 돕고, 간호와 물리치료 및 응급치료를 제공하는 것 등이 그것이다. 그러나 유감스럽게도 가정내에서 제공되는 비공식 (informal)적인 보건의료에 대한 정보는 일반적으로 부족하다. 즉 여성이 이처럼 가족을 돌보기 위해 효과적으로 준비하려면 무엇이 필요한지, 여성들이 가족 구성원을 책임지는 것이 얼마나 어려운지, 배우자에게서 얼마나 많은 도움을 얻을 수 있는지와 같은 정보는 부족하다. 가정내에서의 비공식적인 보건의료는 대부분 여성이 제공하는 것이 분명하다. 사실상 여성은 가정과 지역사회 모두에서 비공식적인 보건의료의 제공에 관한 한 독특한 위치를 차지하고 있다.

가정내에서는 여성은 자녀들의 행태에 가장 크게 영향을 미칠 수 있다. 이것은 어느 나라에서나 마찬가지지만, 특히 어떤 특정한 행태 요인이 이환율과 사망률에 실질적인 영향을 미치는 나라나 지역에서는 이 사실이 특히 중요하다. 가정에 있는 여성은 습관 형성기에 있는 어린이의 행태에 효과를 미칠 수 있는 위치에 있다. 여성은 긍정적인 역할 모형으로 활동함으로써 그리고 가족구성원에게 자신의 건강을 책임지도록 만듦으로써 행태를 변화시키는 데 도움이 될 수 있고, 이렇게 되면 사고, 질병, 정신질환 및 조기사망의 위험이 줄어들게 될 것이다.

지역사회에서는 보건의료에 대한 여성의 독특한 지위는 그들이 비슷한 건강문제를 안고 있는 지역내 다른 여성들과 대화를 하고 상호 영향을 미칠 수 있는 기회가 많다는 점에서 생긴다. 예컨대 여성들은 수돗가 주위나 세탁장에서, 논이나 차 농장에서, 노천의 야채시

장이나 실내 수퍼마켓에서, 탁아소와 보건소에서 서로 모여 이야기
를 나눈다. 앞에서 든 장소로 알 수 있는 것처럼, 이런 기회는 주로
여성이 가사와 관련된 일을 하는 장소나 시간에 생긴다. 여성은 가
사일을 하면서 지역사회에 있는 다른 여성과 접촉하고 유대를 형성
할 수 있게 되며, 따라서 공공 활동을 확대시키는 데 도움이 된다.

공식적인 보건의료체계 밖에 있는 일차보건의료

현재 대부분의 일차보건의료는 공식적인 보건의료체계 외부에서
그리고 주로 여성들에 의해 제공되고 있다. 일반적으로 여성은 다음
의 기본적인 일차보건의료 활동에 참여하고 있다.

(1) 보건교육/가정생활교육

건강증진과 질병예방을 위한 교육은 일차보건의료의 8가지 요소 중
첫 번째 요소이다. 전 세계 대부분의 지역과 공식·비공식 보건의료체계
에서, 여성들은 보건교육자로서, 사람들이 건강하게 살고 싶어하도록
만들고 그들에게 어떻게 하면 건강을 얻을 수 있으며, 필요할 때 어떻
게 건강문제에 도움을 청할 수 있는가를 보여주는 내용을 교육한다.

(2) 영양

영양은 전 세계 여러 나라에서 삶의 질에 가장 큰 영향을 미치는
요소 중의 하나이며, 영양관련 활동은 대부분 가정내에서 일어난다.
여성은 식량의 일차적인 제조자이자 보관자 및 준비자이기도 하며,
적절한 영양공급의 책임을 지고 있다. 또한 음식을 가장 좋게 만들
어 보관하며, 가용 식량을 가정내에 공평하게 분배함으로써 식량공
급을 증가시키고 개선시키는 데 큰 역할을 한다. 이 외에도 여성들
은 영양실조의 조기 발견과 치료방법을 알고 있어야 한다.

⑶ 안전한 물의 공급과 기본 위생

개발도상국에서 가장 중요한 보건문제는 오염된 물과 기본 위생시설의 결여로 발생되는 예방 가능한 질환이다. 따라서 이런 나라에서는 안전한 물을 모든 사람에게 적절하게 공급하는 것과 적절한 위생시설의 설치가 가장 우선이고 기본적인 보건조치이다. 수돗물이 아직 공급되지 않는 지역사회에서 여성들은 물을 길어와서 나눠주는 일과 가족들의 기본적인 위생관리 및 지역사회의 위생관리를 여성들이 담당하고 있다. 여성들은 또한 변소 이용과 같은 개인위생을 실천하고, 식수나 다른 목적을 위해 깨끗한 물을 이용하도록 보장할 책임을 지고 있기도 하다.

⑷ 예방접종

예방접종 사업을 벌이면 영유아 사망의 주요 원인이 되는 예방 가능한 질환으로 인한 이환과 사망을 줄일 수 있다. 여성들은 자신과 아이들을 위해 주요 전염성 질환에 대한 예방접종을 맞으며, 이를 장려한다. 비록 예방접종을 시행하는 사람이 남성이라 할지라도 여성들은 예방접종에서 없어서는 안될 중요한 역할을 수행한다. 이 밖에도 여성은 전염성 질환의 전파를 막는 데 도움을 주기도 한다.

⑸ 가족계획을 비롯한 모자보건

이 영역에서는 앞으로 다룰 영역에서와 마찬가지로, 남녀가 함께 일하지만 여성이 다소 우세한 역할을 한다. 대부분의 관련 활동과 결정이 가족내에서 일어나기 때문에 여성들은 가족계획을 비롯한 모자보건의 주요 제공자이다. 여성들은 예방조치를 하여야 하며 건강 행위를 가르칠 필요성이 있다는 사실을 알고 있다. 여성은 또한 어린이 사고의 응급조치와 같은 문제에서 주도권을 쥐고 있다. 여성들은 치료를 받을 필요가 있다는 사실을 인식하고, 자신과 가족들의 보건의료서비스 이용에 대한 결정을 내리며, 수유모는 충분한 영양을 섭취할 필요가 있다는 점도 알고 있다.

(6) 질병의 관리

여성들은 풍토병을 예방하고 관리하는 데에서 주요한 역할을 하며, 증상의 조기 발견, 치료의 결정, 처방된 치료의 순응 및 예방과 보호를 목적으로 하는 환경활동에 참여한다. 통상적인 질병과 상해의 치료는 주로 응급조치라는 형태로 가정에서 일어나기 때문에 여성들은 이 영역에서도 주요한 역할을 한다. 전문가나 공식적인 의료의 도움을 받기로 결정하는 사람도 또한 여성이다. 다시 말하지만 질병의 발생을 예방하는 데 필요한 조치를 취할 책임이 있는 사람은 보통 여성이다.

(7) 필수의약품의 공급

여성은 필수의약품의 기본요소를 만들고 수집하는 데 참여하며, 보건의료체계내에서 남성과 함께 의약품을 분배하고 관리하는 업무도 맡고 있다. 의약품을 습기와 열에서 보호하고 어린이의 손이 닿지 못하는 곳에 보관하는 일은 일차적으로 여성이 할 일이다.

앞에서 열거한 활동들은 대부분 보건의료 업무 중에서 더 '여성적인' 영역에 속하기 때문에 일차보건의료가 주로 여성에 의해서 제공된다는 것은 전혀 놀랄 일이 아니다.

여성의 일차보건의료에 대한 기여는 사회의 건강에 대한 영향이라는 면에서 쉽게 측정할 수 있는 것은 아니다. 그러나 남성에 의해 이루어진 기여나 다른 수준의 보건의료도 역시 마찬가지다. 이때, 남성과 여성이 각각 보건의료에 들인 시간은 측정가능하며 또 측정되어야 한다. 여성들이 일차보건의료에 소비한 시간을 알아보려면 식수 공급, 위생 및 영양을 위한 여성들의 활동을 검토하면 될 것이다.

식수 공급과 위생

깨끗한 물의 적절한 공급은 개인과 가족 및 지역사회의 건강에 매우 중요하다. 통계를 보면 약 20억 명의 남자, 여자와 어린이들, 즉 세계 인구의 약 반 정도가 물을 제대로 공급받지 못하고 있으며, 적절한 위생시설을 갖추지 못하고 사는 사람들은 그보다 더 많다고 한다. 수많은 사람들이 위장관염 및 기생충 감염과 같은 예방 가능한 질환으로 고통받고 있는데 그 직접적인 원인은 깨끗한 물과 적절한 위생시설의 결여, 그리고 개인위생과 가구위생의 불량이다. 그리고 농촌 지역과 도시의 빈민 지역에 살고 있는 사람들이 이런 상황의 영향을 가장 심각하게 받고 있다.

물과 위생체계를 개선하여 이용하고 유지하지 못하는 이유는 기술수준이 낮기 때문이 아니라, 관리와 조직이 미비하여 '유능한 인적 자원이나 지역사회 주민들이 이 문제의 심각성을 인식하도록 만들지 못하였기 때문'이다(26). 이렇게 된 이유는 지역사회에 사는 성인의 50% 이상이 여성이라는 점과 전 세계적으로 농촌과 도시 지역에서 여성이 물 공급시설을 설치하고 이를 이용·운영 및 관리하는 데에 주요한 역할을 한다는 사실을 간과하고 있기 때문이다.

여성은 가정내 물 공급과 가정 위생의 영역에서 네 가지 핵심적인 역할을 한다. 즉 새로운 기술의 수용자로, 개선된 시설의 이용자로, 물 공급과 위생 사업의 관리자로, 그리고 시설의 이용에 관한 행태 변화의 담당자로의 역할을 한다(17).

여성들은 전통적인 방식이든 새로운 방식이든 가정내 식수 공급체계를 일차적으로 이용한다. 여성들은 음식을 준비할 때나 몸을 씻고 목욕할 때 물을 이용할 뿐 아니라 공급되는 물의 양과 가구 수요를 조절하는 역할도 한다. 여성들은 적절하고 경제적인 물 이용의 표준을 정하고, 어머니와 할머니에게서 배운 것과 물 공급체계의 변화에 따른 사회적이고 경제적인 비용과 효과의 관찰에 기반하여, 마시고 요리하고 빨래하고 목욕하고 다른 가사일을 하는 것 중에서 어떤 활동에 물을 어떻게 사용할 것인가를 선택하기도 한다.

생활수준이 낮은 지역사회에서는 물 운반이라는 한 가지 과제에도 하루에 4시간 내지 6시간이 걸릴 수 있고, 물을 얻기 위해 줄을 서서 기다려야 한다면 이보다 1시간 이상 더 들 수 있다. 조사 결과 물을 길어서 집까지 걸어서 운반하는 것은 주로 여자가 하는 일이다. 그러나 다른 교통수단을 이용하여 물을 길어올 경우 남자들이 더 많이 참여하는 경향이 있다. <표 1>은 케냐의 한 조사 결과를 토대로 한 것으로 이를 보면 물의 수집과 운반에 남녀가 동등하게 참여하지 않고 있다는 것을 알 수 있다.

<표 1> 수집자의 성에 따른 물의 운반방식, 케냐 키브웨지[a]

물의 운반방식	수집자의 수		
	남성	여성	전체
걸어서	116	693	809
자전거로	90	50	140
당나귀로	22	36	58
외바퀴수레로	28	12	40
달구지로	17	3	20
전체	273	794	1,067

[a]자료원: 아프리카 의학연구재단에서 수행한 조사(미발간), 1983

여성은 식수 공급체계의 일차적인 사용자일 뿐만 아니라 식수 공급과 위생 분야의 신 기술의 주요 수용자이기도 하다. 따라서 이런 기술은 여성의 필요에 맞출 필요가 있으며, 새로운 식수 공급체계를 계획할 때 여성에게 자문을 받을 필요가 있다. 또한 기획 단계에서 물 사용과 관련된 지역의 금기나 관습도 고려되어야 한다. 지역의 관습을 기획자에게 설명하는 데는 여성이 적격이다.

여성은 지역의 물 공급의 관리자로서 강력한 잠재력을 가지고 있다. 그들은 식수원을 선택할 뿐만 아니라 물의 유지에 필요한 자금이나 노동력을 구하는 데에서도 핵심적인 역할을 하는 경우가 있다. 따라서 지역사회의 물 공급과 위생시설의 관리와 유지에 관련된 업무는 여성이 담당하도록 하는 것이 가장 이상적이다. 일단 여성에게 이런 업무를 훈련시키면, 여성들은 지역주민들에게 지역사회가 자체적인 식수 공급과 위생시설을 가지는 것이 중요하다는 사실을 알려주면서 가정과 지역사회에서 더 접근하기 쉽고 더 믿을 수 있는 식수원을 기획할 수 있다. 그 결과 낡은 식수원을 지역사회에서 관리하는 새로운 것으로 바꾸려는 욕구가 생겨날 것이며, 풀숲 아무데서나 용변을 보던 관행에서 벗어나 집에 변소를 설치하려는 욕구가 생기게 될 것이다.

여성은 어린이들을 사회화시키는 일과 보건교육 및 비공식적인 보건의료망에서 중심적인 역할을 하기 때문에, 식수와 위생사업에서의 훈련자와 행태 변화의 추진자로 적합하다. 그러나 여성들을 이런 활동에 참여시키려면 여러 가지 노력을 기울여야 할 것이다. 이를 더 확대해 보면, 여성들이 새로운 식수 공급과 위생시설을 얼마나 잘 이해하느냐에 따라, 그리고 가구 구성원들이 이 시설을 적절히 사용하게 할 수 있도록 정보와 실제 사례를 얼마나 잘 제공하느냐에 따라, 가정보건 표준과 사회적 표준이 달라질 것이다.

여성을 식수 공급과 위생사업에 적극 참여시키는 것이 1980년 이래 국제적인 정책 목표가 되었다. 이 목표를 위하여 1980년에 국제기구 여성 프로젝트팀(Interagency Task Force on Women)과 국제식수 공급 및 위생 10개년 계획(International Drinking Water Supply and Sanitation Decade)이 만들어졌다. 이 프로젝트팀은 전략을 개발하고 진행과정을 모니터하기 위해 정기적인 모임을 가졌다.

이 프로젝트팀에서 권고한 내용은 다음과 같다.

- 식수 공급과 위생의 개선을 위하여 기존의 제도화된 틀 속에서, 필요를 충족시키고 여성의 참여를 촉진시킬 수 있는 방법을 신중히 고려하여야 한다.
- 관리, 정책결정, 기획 및 기술 분야에 여성의 참여를 확대시킨다.
- 식수 공급과 위생을 개선하는 사업을 기획하는 데 있어서 이 영역에서 여성이 얼마나 필요한지 그리고 여성의 능력이 어느 정도인지 정확히 알 수 있도록 필요한 기초자료를 수집한다.
- 여성들이 식수 공급과 위생에서 적극적인 관심을 갖도록 장려하기 위하여 정보매체를 적절하게 이용한다.
- 기술을 선택할 때, 여성의 필요와 그 선택은 여성이 참여에 미칠 영향을 신중하게 고려하여 적절한 기술을 선택한다.

그러나 여성의 참여를 강조한다고 해서 관련된 활동을 여성만이 수행하여야 한다는 의미는 아니다. 프로젝트팀은 오히려 남성과 여성이 함께 적극적으로 참여할 필요가 있다는 점을 강조하고 있다.

1983년, 국제연합개발계획(United Nations Development Programme)은 국제 식수 공급 및 위생 10개년 계획에 여성의 참여를 촉진하고 지원하는 전 세계적인 사업을 시작하였다. 이 사업의 목표는 주제에 대한 정보를 모으고, 사회·문화적 요인의 중요성에 대한 인식을 확대시키고, 여성과 지역사회의 참여에 대한 정보를 제공하고, 해당 지역에서 특히 인적 자원의 개발을 통하여 국가의 제도적인 능력을 강화시키는 것이었다. 국제연합 특별기구는 국제적인 사업의 일반적인 틀에 맞는 각 국가별 및 전 세계적인 사업계획을 수립하였다.

결론적으로 말해, 식수 공급과 기본 위생을 증진하는 활동에 여성

이 참여하도록 최대한으로 장려하여야 한다는 것은 의심의 여지가
없다. 가능한 모든 정보원에서 이 주제에 대한 실제적인 정보를 수
집하고 실행 가능한 규모에서 정보를 사용할 수 있도록 만드는 것이
중요하다. 어떤 활동이 가능하다고 판명되었는지, 어느 곳에서 어떤
문화적 배경 아래 이런 활동이 일어나는지, 어떤 장애물이 있고 이
를 극복하려면 어떻게 해야 하는지, 어떤 편익이 있고, 또 그 과정이
다른 지역에서는 어느 정도까지 성공할 수 있는지를 알 필요가 있다.

식량과 농업

일반적으로 영양에서의 여성의 역할을 음식의 조리와 제공으로
한정시켜 보는 경향이 있다. 가족을 위하여 음식을 준비하는 것은
어느 사회에서나 거의 보편적으로 여성의 일로 인식되고 있다. 그러
나 개발도상국에서는 여성이 농업의 주요 부분을 차지하고 있다. 예
를 들어 아프리카에서는 농업노동의 약 75%를 여성이 담당하고 있
다. 방글라데시에서는 여성인구의 90%가 농업에 종사하고 있다. 필
리핀에서는 가족의 농토에서 여성은 일주일에 평균 30시간, 남성은
평균 43시간을 일하고 있다. 개발도상국에서는 일반적으로 농촌 여
성이 적어도 식량생산의 50%를 담당하고 있다.
개발연구자와 기획자는 '직접적인 농사일'을 '직접적인 농사일이
아닌 것'과 구별하는 경향이 있다. 전자는 땅을 고르고, 씨를 뿌리고
잡초를 뽑고 해충을 제거하고, 경작과 수확 및 이와 관련된 일을 하
는 것을 말한다. 본디 '남자의 일'로 여겨지는 이런 일에 얼마나 많
은 시간을 투여하는가를 알아내는 연구를 하려면 수많은 노력과 돈
이 든다. 반면 주로 여성이 수행하는 '직접적인 농사일이 아닌 일'
이 없이는 가족이 살아갈 수 없음에도 불구하고, 이는 경제적인 의
미에서 일상생활에 꼭 필요한 것으로 보지 않는다.

식량을 수확한 후에 이를 먹을 수 있는 형태로 만들려면 상당한 작업을 하여야 한다. 수확을 한 후 농산물로 보관하기까지는 탈곡, 이물질 제거, 건조, 가열(쌀의 경우) 및 기타 힘든 작업이 수행되어야 한다. 수확 후의 식량의 손실은 생존과 사망의 차이를 의미할 수 있기 때문에 정확한 보관 또한 중요한 문제이다. 아프리카에서 수행된 연구를 보면 현대적인 기술을 사용할 수 없는 지역에서는 한 가족이 4일이나 5일 정도 먹을 수 있는 양의 옥수수를 찧는 데 13시간이나 걸리며, 타피오카와 옥수수를 처리하는 시간이 이 곡물을 경작하는 데 드는 시간의 4배나 든다고 한다.

음식을 조리하려면 물과 연료가 적절히 공급되어야 한다. 음식을 조리하는 데도 하루에 몇 시간이 들 수도 있다. 연료는 땔나무, 동물의 똥을 말린 것, 곡물 찌꺼기를 쓸 수도 있다. 이런 자원이 부족한 곳에서는 연료를 구하는 데도 시간과 노력이 든다. 물과 연료(특히 나무)는 매우 무거우며, 이를 조리하는 곳까지 운반하는 것도 무척 힘든 일이다.

돼지, 가금류 및 다른 가축들은 기르려면 이들을 씻기고 보살펴주어야 한다. 낙농을 위해 기르는 동물은 젖을 짜주어야 하며, 여기서 받은 우유는 처리과정(가열, 요구르트의 발효, 버터의 생산)을 거쳐야 한다. 물론 여러 곡물의 경우에 마지막으로 조리를 하는 데도 많은 시간이 걸리며, 특히 연료를 모으고 보관하여야 할 필요가 있을 경우에는 더욱 시간이 많이 걸린다. 맛있는 음식을 만들려면 다양한 양념, 조미료와 야채가 필요하며, 이런 양념류도 산과 들에서 수집하거나 길러야 한다. 이와 관련된 노동도 일반적으로 농업 생산에 관한 통계에서 제외된다.

실제적인 농업의 주요 부분을 구성하는 가정에서 소비하는 음식의 준비 외에도 여성들은 잉여생산물을 시장에 내다 팔아 세금, 학비, 의복비, 부족한 식량 및 생활에 필요한 다른 기본적인 것 등 가족의 생활비에 필요한 현금으로 바꾸어야 한다. 개발도상국에 사는 여성들은 앞에서 얘기한 것과 같은 필요를 충족시키기 위해 가공되거나 가공되지 않은 농산물(식량과 섬유)을 교환하는 일도 맡고 있다.

많은 여성들은 앞에서 언급한 가족의 생존을 위해 필수적인 노동 이외에도, '직접적인 농사일'에 속하는 일도 하고 있다. 개발도상국의 경우 개발사업이 진행됨에 따라, 수많은 남성들이 도시와 외국으로 이주해가고, 농촌에는 주로 여성과 아이들만 남게 되었다. 따라서 개발도상국에서 식량을 생산하는 소농이 되는 여성의 수가 증가하고 있다.

개발계획을 세울 때, 사회의 건강과 복지의 보장을 돕는 여성들의 시간과 정력을 제대로 감안하지 못하는 경우가 무척 많다. 그동안 수행된 시간배분연구에 따르면 남성의 생산적인 노동시간은 하루에 10~11시간인 데 비해 농촌여성은 하루에 10~14시간을 노동(소득과 지출절약적인 노동)하는 것으로 나타난다. 이것은 가족의 건강과 안녕에 필수적인 다른 활동을 감안하지 않은 것이므로 여기에 하루에 4~5시간을 더하여야 할 것이다.

여성의 일과 건강을 무시하고 사회적 실천 프로그램을 짜면 반드시 실패한다. 농촌개발계획을 세울 때, 특정한 여성 노동의 요소를 모아 합리화하는 데 도움이 되는 계획을 세우는 것이 가장 좋다. 예를 들어 식량 처리과정에서 협동을 촉진시키기 위하여 기술적인 자원이나 다른 자원을 제공하면 개인적인 노력이 줄어들고 가족과 지역사회 전체의 건강 잠재력이 확대되는 데 도움이 될 것이다. 지역사회 보건개발 계획을 세울 때, 기획단계에서부터 여성을 고려하지 않으면 어떤 사업이나 성공할 가능성이 거의 없다.

기획자가 여성을 고려하지 않으면 여성에게 중대한 결과를 가져오는 것이고, 결국 지역사회에도 좋은 결과를 가져올 수 없다. 노동절약적인 기구(예를 들어 경운기, 트랙터, 탈곡기)와 같은 새로운 기술은 보통 남성을 대상으로 설정하고 만들어진다. 보통 압축기, 분쇄기, 절단기와 같은 소규모 농기구는 전통적으로 여성의 노동에 도움이 되는 경우에도 남성들에게 주거나 신용으로 판매한다. 이렇게 되면 그동안 여성들이 이런 작업을 해서 돈을 벌어온 곳에서는 여성이 그 일을 하지 못하게 된다. 이 기계가 도입되면 여성들은 기계의 사용법도 모를 뿐 아니라 기계는 모두 남성이 소유하고 사용하기 때문에 여성들은 소득원을 잃게 된다. 뿐만 아니라 선진적인 농업기술을 제공받아온 남성들은 이전에 여성이 경작하던 땅을 물려받아 환금작물을 생산하게 된다. 이렇게 되면 가족의 영양은 더 나빠지게 된다. 영양분이 별로 없는 환금작물은 소득을 올릴 수는 있지만, 그동안의 경험으로 볼 때, 이 소득이 여성의 소득이 그랬던 것처럼 가정의 복지를 위해 사용될 가능성은 그리 높지 않다.

여성의 과중한 노동부담을 줄이지 못하면 관련 사회에서 여성의 건강은 심각한 타격을 받게 되고, 결국 여성의 노동능력이 떨어지게 된다. 이런 악순환을 깨뜨리지 못하면 "모든 사람에게 건강"이 아니라 "모든 사람에게 불건강"을 가져올 수도 있다. 국가기구, 국제개발기구나 구호단체와 같은 곳에 있는 의사결정자들은 국가개발에서 인류의 건강 증진을 비롯하여, 여성의 중요성에 대해서도 더 진지한 관심을 기울여야 할 것이다.

문제 영역

일차보건의료 프로그램의 모든 요소는 여성, 특히 어머니가 어린이에게 있어서 가장 중요한 일선에 선 보건의료 제공자라고 가정하고 있다. 그뿐 아니라 영아의 건강과 관련된 요소 중에서 어머니의 교육수준이 영아의 건강과 가장 강력한 또는 일관된 상관관계를 갖고 있다고 알려지고 있다. 이 사실은 <표 2>를 보아도 잘 알 수

<표 2> 국제연합의 77개 지역 분류에 따른 보건의료와 개발에서의 여성의 역할과 관련된 '인류 모두의 건강'과 다른 지표 1982ᵃ

지역	세계보건기구의 '인류 모두의 건강' 지표				다른 지표				
	성인 문자 해독률 (남자/여자)	훈련된 인력의 도움을 받은 출산비율	저체중 출생아의 비율	영아사망률ᵇ (남자/여자)	학교 입학률		15-19세 여성중 결혼한 여성의 비율	여성 1인당 평균 자녀수
					6-11세 (남자/여자)	12-17세 (남자/여자)		
	(1)	(2)	(3)	(4)	(5)	(6)	(7)	(8)
세계	67/54	56	16	103/92	76/64	55/46	30	3.8
선진국	98/97	98	7	24/18	94/94	84/85	8	2.0
개발도상국	52/32	49	18	116/104	70/53	42/28	39	4.4
아프리카	33/15	33	14	151/129	59/43	39/24	44	6.4
북부	44/18	30	10	128/114	70/45	42/43	34	6.2
서부	20/6	39	17	171/145	44/30	29/16	70	6.8
동부	29/14	26	13	142/121	55/41	33/20	32	6.6
중부	35/9	24	16	181/153	78/54	52/26	49	6.0
남부	55/56	66	12	109/92	82/86	74/70	2	5.2
북아메리카	99/99	100	7	16/12	99/99	95/95	11	1.8
라틴아메리카	76/70	65	10	90/80	78/78	58/54	16	4.5
중부	75/67	49	12	76/67	84/83	58/46	21	5.3
카리브해연안	67/66	60	12	78/68	85/87	60/59	19	3.8

<표 2> 계속

지역	세계보건기구의 '인류 모두의 건강' 지표				다른 지표			
	성인 문자 해독률 (남자/여자)	훈련된 인력의 도움을 받은 출산비율	저체중 출생아의 비율	영아사망률b (남자/여자)	학교 입학률 6-11세 (남자/여자)	학교 입학률 12-17세 (남자/여자)	15-19세 여성중 결혼한 여성의 비율	여성 1인당 평균 자녀수
열대남부	74/67	70	9	104/92	70/72	56/54	15	4.6
온대남부	93/91	88	7	47/41	98/98	70/73	10	2.9
아시아	56/34	51	20	108/99	73/54	43/28	42	3.9
남서부	58/31	51	7	123/99	78/54	54/32	25	5.8
중남부	44/17	24	31	138/135	70/44	35/17	54	5.5
남동부	75/53	52	17	105/87	71/65	43/35	24	4.7
동부	97/92	94	6	57/45	99/99	85/80	2	2.3
유럽	96/93	97	7	25/19	95/96	81/80	7	2.0
북부	99/99	100	6	15/11	98/98	82/83	9	1.8
서부	98/98	100	5	17/13	95/96	87/89	5	1.6
동부	97/92	99	8	30/21	92/91	80/81	9	2.3
남부	93/85	93	7	31/25	97/97	73/66	7	2.3
소련	100/100		8	35/27	99/99	72/82	10	2.4
오세아니아	90/88		12	48/39	88/87	75/71	10	2.8

a자료원: 1, 5, 6열은 국제연합교육과학문화기구(UNESCO), 2, 3열은 세계보건기구 추정치, 4, 7, 8열은 인구국(Population reference Bureau) 및 국제연합인구부(UN Population Division)

b출생아 1,000명당 사망자수

있다. 문자해독과 학교입학률에서 나타나는 성차(1, 5, 6열)가 개발
정도와 관계있다는 것은 명백하다. 1982년경 남녀간의 문자해독에
서의 남녀차는 선진국에서는 1%(성인 남자의 98%와 성인 여자의
97%가 문자를 해독할 수 있다)였지만 개발도상국에서는 20%나 차
이가 있었다. 이 표를 보면 문자해독과 학교입학률은 2, 3, 4열에 있
는 지표(훈련받은 인력의 도움을 받은 출산의 비율, 저체중 출산아
의 비율, 영아사망률)와 역의 상관관계를 가지고 있다.

여성이 일차보건의료 사업에서 그들에게 할당된 중요하고 복잡한
요구가 업무를 수행하려면 보건의료기술, 지식, 자원 및 시간이라는
네 가지 요소가 구비되어야 한다. 거의 모든 사업이 네 가지 요소를
동시에 포함하고 있다. 보건의료 기술은 아마도 가장 자주 포함되는
요소이고 시간이 가장 덜 포함된다.

발전된 예방접종방법이나 경구 수분재공급 요법과 같은 기술이
이전되면 의심의 여지없이 어린이 건강이 획기적으로 개선될 터이
지만, 이것만으로는 부족하다. 보통 이런 선진적인 기술을 효과적으
로 시행하려면 이와 더불어 일차보건의료의 핵심적인 제공자인 여
성에게 지식, 자원과 시간을 투여하여야 한다.

이런 요소들, 그 중에서도 특히 시간이 농촌 지역에서 특정 사업
에 어떻게 영향을 미치는가를 보여주는 사례가 있다.

ㅁ 영아를 위한 예방접종 확대사업(디프테리아, 백일해, 파상풍)
이 사업은 출생 후 얼마 지나지 않은 영유아에게 4~8주의 간격
으로 3번 주사를 놓아야 한다. 백신 이송중 냉장 보관의 문제와 훈
련된 인력의 부족이라는 문제는 해결되었다 하더라도, 그리고 어머
니들이 백신의 이점과 이용가능성은 충분히 알고 있다 하더라도, 백
신을 투여할 시간이 제한되어 있다면 대상 어린이의 예방접종률이
크게 영향을 받을 것이다. 왜냐하면 대부분의 어린이들은 가장 가까

운 보건소에 간다고 하더라도 한 번 갈 때마다 하루가 걸릴 것이기 때문이다. 이런 상황에서 사업에 참여할 시간이나 자원이 있는 여성은 극소수일 것이다. 따라서 이런 어려움을 극복하려면 예방접종 순회진료팀을 만들거나 백신을 마을까지 운반해야 할 것이다.

□ 임신중인 여성의 파상풍 예방접종

위와 같은 시간적 제약은 이 예방접종에도 적용된다. 이 예방접종도 임신중 4~6주 간격으로 적어도 두세 번의 주사를 맞아야 한다.

□ 말라리아의 치료

적절히 훈련받은 보건의료인력이 사람들이 사는 지역으로 직접 찾아와서 진단기술과 화학요법을 시행할 만큼 인력이 충분하지 않은 곳에서는 어린 유아들의 말라리아 사망률은 상당히 높을 것이다. 왜냐하면 어머니들은 시간과 돈도 없을 뿐 아니라 보통 10킬로미터가 넘는 먼 곳에 있는 보건의료시설에 아이를 데려갈 힘도 없기 때문이다. 병이 걸려 있는 동안에 치료를 받으려면 시간도 필요하고, 보건소에 특정 치료약이 없을 경우 그 약을 사는 데 필요한 돈도 염두에 두어야 할 것이다.

□ 경구 수분재공급 요법

여성들에게 경구 수분재공급 요법의 기술을 가르쳐야 한다는 사실과, 수분재공급에 필요한 도구를 무료로 주지 않는 곳에서는 이를 사는 데 필요한 돈이 부족하다는 사실을 감안하지 않는다 하더라도, 이 사업에서 가장 중요한 장애물은 시간이다. 아픈 영아에게 수시로 상당한 양의 물을 수저나 컵으로 주는 일은 시간도 많이 들기 때문에, 다른 아이들도 돌보고 가사일과 농사일까지 맡고 있는 어머니에게는 어려운 일이다.

□ 모유 수유

전 세계적인 연구 결과를 볼 때, 여성들이 집밖에서 일하는 곳에서는 어머니들이 자녀들에게 젖을 먹일 시간이 충분하지 않다. 따라서 일차보건의료 사업에서 아무리 모유 수유를 가르친다 해도 실제로 모유 수유를 하기가 어렵다.

□ 진료소를 기반으로 하는 영양보충사업과 기타 사업

아마도 원칙적으로 볼 때 이런 모든 사업에서 가장 간단한 방법은 어머니들이 진료소나 분배소에 와서 아이들의 식량을 받아가고, 아이들의 체중을 재고 예방접종을 맞도록 하는 일일 것이다. 그러나 여러 연구에서 볼 수 있는 것처럼 진료소까지의 거리가 멀면 멀수록 진료소에 가는 비율은 급격히 떨어진다.

□ 음식의 준비와 보관

최근에 방글라데시와 감비아에서 수행되었던 장기적인 연구 결과를 보면, 특히 어머니가 여러 가지 일로 인해 시간이 부족할 때 설사성 질환을 일으키는 식품의 오염이 급증하였다. 개발도상국에서 위장관염이 계절에 따라 차이를 보인다는 것은 잘 알려진 사실이다. 매년 젖병을 비롯하여 식품을 오염시키는 파리가 번식하기 좋은 기후조건일 때 전염병이 발생한다(Musca domestica). 예를 들어 감비아에서는 설사성 질환의 가장 많이 발생하는 기간이 여성들이 바깥일로 가장 바쁜 시기와 일치한다. 이런 때에는 어머니가 어린 아이의 식사를 돌보기가 어렵기 때문에 되는대로 이루어진다. 어린이들은 어린 보모나 손위 형제에게 적어도 8~9시간 동안 맡겨져 있고 이들이 죽을 먹이게 된다. 보통 저녁식사를 전날 밤에 만들어 놓는 경우가 많은데, 이렇게 되면 음식은 냉장고도 없이 상온에서 거의 24시간 동안이나 방치되기 때문에 음식이 상하게 된다.

앞의 사례를 보면 여성이 일차보건의료에 효과적으로 참여하려면 그들이 사업에 참여할 수 있는 여건을 만드는 데 주의를 기울여야 한다는 것을 쉽게 알 수 있을 것이다. 식수원을 가정 가까이 가져오려는 노력도 하여야 하며, 그뿐 아니라 가정에서 노동과 시간을 절약할 수 있는 기구의 도입에 우선순위를 주어야 할 것이다.

부담의 공유

여성들은 언제나 보건의료, 특히 예방적 보건의료에서 중요한 역할을 할 뿐만 아니라 여러 보건개발사업은 주로 여성에게 영향을 끼치며, 여성들의 사업참여를 필요로 한다. 예방접종사업은 일차적으로 어머니, 임신부 및 아이들을 대상으로 한다. 출산조절이나 산아제한의 책임과 깨끗한 물의 공급 및 쓰레기를 버리는 책임도 주로 여성들이 지고 있으며, 이환율이나 가정에서의 보건의료에 대한 통계조사를 할 때도 주된 정보 제공자는 주로 여성이다. 그렇다면 가정과 지역사회의 비공식적인 일차보건의료에서 남성은 어떤 역할은 하는가? 보건일꾼은 이 역할을 시험해 보아야 할 것이고, 가정내 보건의료의 책임을 남녀가 공유하도록 남성의 태도를 바꾸고, 남성들도 건강에 관한 지식을 가질 수 있는 활동을 하여야 할 것이다. 건강의 민주화와 양성의 결속과 형평성에 대한 관심을 갖고, 그리고 여성들의 부담을 경감시키기 위하여 여러 가지 노력을 하여야 할 것이다.

스스로 돌보기/서로 돕기

스스로 돌보기(self-care)는 개인과 가족의 건강관련 활동이나 결정을 말하며, 보건의료체계에서는 일차적인 자원이다. 서로 돕기(self-help)는 동일한 건강 목표를 가진 공식적 또는 비공식적인 집단을 말한다. 스스로 돌보기와 서로 돕기는 건강 증진, 질병 예방, 질병과 상해의 치료와 만성질환의 관리, 재활 및 공식적인 보건의료체계의 이용과 비이용을 모두 포괄한다(23).

가족은 특정한 전통적인 신념체계와 절차 안에서 스스로 돌보기를 하는 하나의 보건의료 단위로서 기능하는데, 개발도상국의 농촌 주민에게 있어서는 스스로 돌보기는 가족 안에서 가장 중요한 형태의 보건의료이다.3) 이런 형태의 돌보기를 하는 사람은 대부분 여성이다. 전문적인 진료를 수행하는 동안에도 스스로 돌보기와 서로 돕기 집단은 강화되고 장려될 필요가 있다.

국제적인 정보망

전 세계적으로 여성과 건강에 대한 정보를 수집하고 준비하고 보급하는 네트워크는 세 개 이상이 있다. 하나는 미국 매사추세츠 주 보스턴에 있는 보스턴 여성건강서적공동체(Boston Women's Health Book Collective)이다. 이 기관은 2달에 한 번씩 다양한 정기간행물과 다른 출판물에서 뽑은 여성과 건강에 관한 자료의 사진들을 모아서 발행하며, 미국과 다른 나라에 있는 600여 개의 여성보건모임에 이 간행물을 보낸다.

두 번째 네트워크는 스위스 제네바에 있는 여성국제정보 및 커뮤니케이션 서비스(Women's International information and Communication Services, 이하 ISIS)이다. ISIS는 건강을 비롯한 여성운동의 모든 주제를 다루며, 세계 각국에서 여성과 건강에 관한 광범위한 정보를 수집하고 있다. 그뿐 아니라 ISIS는 국제적인 네트워크를 갖

---

3) L. Levin, *Self-care oriented health education from the perspective of the WHO role*. Unpublished WHO document, HED/80.1, 1980.

고 있으며, 사람들과 집단들이 서로 접촉하고 필요한 정보를 분배하는 데 필요한 자원을 가지고 있다. ISIS는 오늘날까지 여성과 건강에 관한 내용만을 담아 만든 ≪ISIS-국제회보≫를 모두 4차례(3번은 영어로 1번은 스페인어로) 발간하였다. 또 ISIS는 앞에서 얘기한 보스턴 여성건강서적공동체와 함께 『국제여성건강자원안내서』(67)라는 책도 출판하였다. 이 책에는 전 세계적으로 여성과 건강과 관련된 모임, 서적, 영화 등을 설명한 목록을 포함하고 있으며, 오늘날까지 이런 종류의 안내서로는 이것이 유일한 것이다.

세 번째 네트워크는 영국에 있는 국제 피임, 낙태 및 불임운동협회(International Contraception, Abortion and Sterilization Campaign, 이하 ICASC)이다. ICASC는 낙태, 피임 및 불임에 관한 문제에 대한 정보를 국제적으로 공유하기 위하여 만들어졌다. 이 단체는 전 세계에서 온 정보를 담은 소식지를 1년에 4번 출판하며, 생식에 관한 문제를 직접 연구하고 이에 관한 활동을 하는 각국의 모임으로 구성되어 있다.

여성과 '2000년까지 인류 모두에게 건강을'

여성이 '2000년까지 인류 모두에게 건강을'이라는 목표를 획득하기 위한 핵심적인 자원이라는 인식이 점차 확산되고 있다. 더 나아가 이 목표가 달성되면 여성의 건강 수준과 삶의 다른 측면에 긍정적인 변화가 생길 것이다. 각국은 여성을 지원하여 일차보건의료의 기능을 수행하도록 하고 여성들의 보상의 폭을 넓혀야만 혜택을 얻을 수 있을 것이다. 또 한 가지 중요한 것은 이와 동시에 여성운동과 조직은 인류 모두의 건강이라는 목표를 계기로, 전 세계 모든 사람들의 건강수준을 올리고 사회조건을 개선시키는 활동을 효과적인 수행하여야 한다는 것이다.

사회에서 여성들이 항상 사람들의 건강·교육 및 안녕을 위하여 일해 왔다는 점을 인정하게 되면 사회적 태도가 변화될 것이다. 여성의 일은 감춰지고 부정되고 하찮은 일로 취급되는 대신 인정받고 가치를 평가받고 보상받아야 할 것이다. 이렇게 될 때 정부와 지역사회는 인류 모두의 건강이라는 목표를 달성할 수 있는 가장 좋은 위치에 서게 될 것이며, 동시에 여성은 가장 커다란 기여를 할 것이다. 왜냐하면 여성의 건강 수준이 높아지면 가정 안팎에서 여성이 강해지고 힘이 생겨 자신들의 열정과 책임을 충족시킬 수 있게 되기 때문이다. 이 외에도 인류 모두의 건강을 달성하기 위한 전략을 시행하려면 여성이 반드시 사회내에서 더 높은 가치를 갖는 위치를 차지하여야만 하기 때문이다.

과거에는 여성은 특히 일차보건의료에 대하여 대규모의 헌신적인 활동을 수행하였다. 여성들이 인류 모두의 건강을 달성하는 데 특별히 헌신하게 된 것은 이미 언급한 두 가지 요소—그들이 가정과 지역사회에서 핵심적인 역할을 수행한다는 사실—때문이다. 그러나 일차보건의료의 영역에서 남성이 어떤 역할을 수행해야 하는가도 연구되어야 하며, 남성들도 점차로 이 영역에서 보다 형평적인 동반관계를 가질 필요성이 있다는 사실을 이해하게 될 것이다.

제2장

공식적인 보건의료체계에서 일하는 여성의 상황

공식적인 보건의료체계에 있는 여성

여성이 한 국가의 공식적인 보건의료체계에 기여하는 바를 알아
보려면, 전체적인 보건의료체계와 체계의 각 요소에 있는 남녀 노동
자의 비를 살펴볼 필요가 있다. 이 장에서는 보건의료의 각 부분에
여성이 어느 정도나 참여하는지와 보건의료 노동자로서의 여성의
경력과 소득 및 조직에서의 여성의 위치 등을 검토할 것이다.

다음 절에서 나오는 여성비율(female rate)이라는 용어는 일정한 보
건의료 부문에서 일하는 100명의 노동자 중 여성의 수를 가리키는
말이다. 여성비율은 보건의료 부분별, 나라별, 시간별로 각기 다르다.
이 변이는 일정한 패턴을 따르며 사회적 요소에 의해 결정되고 보건
의료체계 자체에 영향을 미친다. 여성비율을 연구하면, 보건의료에
여성이 참여하는 정도와 관련된 추세 및 차이를 파악할 수 있는 몇
가지 단서를 얻을 수 있다. 이것은 아마도 사회적·개인적으로 양성이
동일한 성공 기회를 갖도록 보장하는 데 도움이 될 것이며, 보건의료
서비스를 얼마나 더 효율적으로 제공할 수 있는지를 알게 될 것이다.

자료원과 자료의 질

여기서 사용된 통계 자료는 주로 세계보건기구의 보건의료인력

정보은행(WHO's health manpower data bank)에서 얻은 것이다. 세
계보건기구의 정보은행은 매년 설문조사를 통해 이 자료를 수집하
고 있다.[4] 각 회원국에 보내는 설문은 주로 각 보건의료인력(예를
들어 치과의사, 의사, 전문 간호사, 엑스선 기사, 토착의료 시술자
등)의 수에 관한 것이다. 이 외에도 해마다 조금씩 달라질 수 있는
도시-농촌 양상, 내국인/외국인 분포, 전문의 분포, 연령과 성 분포
등과 같은 주제와 관련된 부문도 있다. 1960년이나 1970년 경에 조
사한 인구조사자료를 통해서 보건의료인력의 연령 및 성별 분포에
관한 자료를 얻을 수 있는 나라도 많다.

또 이 연구에서는 국가별 통계연감과 같은 다른 정보원도 활용하
고 있다. 최근의 통계연감에는 범주별로 보건의료인력의 수와 그들
의 연령 및 성별 분포에 관한 자료를 수록한 나라도 있다. 그리고
자료들을 여러 정보원에서 선택하였기 때문에 일관성이 결여되었다
는 문제가 있기는 하지만, 자료들을 서로 비교하여 차이가 매우 큰
자료는 제거하였기 때문에 상황을 비교적 일관되게 알 수 있다.

보건의료인력의 성별 분포에 관한 정보를 가능한 한 많이 수집하
려고 시도하였지만, 유감스럽게도 앞에서 언급한 정보원에 이런 자
료가 모두 다 수록되어 있지는 않았고, 오래된 자료만 있는 경우도
많았다. 이 문제는 다른 정보원(정부 보고서, 전문단체의 출판물 등)
을 참조하여 부분적으로 극복할 수는 있었지만, 많은 나라가 제외될
수밖에 없었다. 따라서 이 연구가 전체적으로 완벽한 것은 아니다.
그러나 적어도 주어진 한계 안에서는 여러 국가의 보건의료체계에
있는 여성의 현 상황을 비교적 잘 나타내 보이려고 하였다.

---

4) 세계보건기구가 매년 보건의료인력조사를 통해 수집한 자료는 매해 『세
　계보건통계연감』(제네바, 세계보건기구)으로 출판된다.

연구의 범위

이 연구의 목표는 여러 나라에 있는 다양한 범주의 보건의료인력 중에서 여성의 모습을 검토하고 분석하는 것이다. 비공식적으로 보건의료를 제공하는 여성에 대해서는 정확한 자료가 없기 때문에 이 연구에서는 공식적인 보건의료체계에서 일하는 여성만을 다루었다. 따라서 이는 보건의료에서 여성이 담당하는 부분을 평가하는 연구의 첫 단계일 뿐이다. 그러나 여성들은 다양한 형태의 비공식적인 보건의료를 담당하고 있기 때문에 이 연구를 통해 정보체계를 재조직하는 길이 열리기를 바란다.

이 연구는 일차적으로 각 나라에서 다양한 보건의료직에 종사하는 남녀의 상대적인 숫자를 파악하는 것이고, 자율성, 형평성, 권위나 권력과 같은 중요한 문제를 직접 다루지는 못하고, 다만 진료형태, 의사결정 및 임금과 같은 상당히 밀접하게 관련된 문제를 통해 간접적으로 다루고 있다. 그러나 다음 장에서는 방법상 차이가 있고 특정 영역에 한정되어 있기는 하지만 경험적인 자료를 근거로 이 문제를 폭넓게 다루고 있다.

보건의료 노동과 전체 노동력에의 여성 참여

거의 모든 나라에서 보건의료체계에서의 여성비율이 전체 경제활동인구에서의 여성비율보다 높다. 예를 들어 벨기에의 경우 전체 노동시장에서 100명의 노동자 중 30명만이 여성인 데 비해, 보건의료의 경우에는 노동자 100명 중에 여성이 63명이다(16개국의 표본 자료에 근거한 <표 3> 참조). 코스타리카에서는 전체 노동자 중 19.5%가 여성인 데 비해 보건의료 노동자는 64%가 여성이다. 체코

<표 3> 일부 국가의 전체노동력과 보건의료 노동자의 여성비율

	연도	보건의료 노동자			전체노동력 중 여성비율 1975년(%)
		전체	여성의 수	여성비율(%)	
개발도상국					
볼리비아	1974	7,529	3,316	44.0	20.3
코스타리카	1973	6,758	4,328	64.0	19.5
도미니카공화국	1974	7,424	5,723	63.6	11.9
인도네시아	1973	34,392	19,813	57.6	30.5
이라크	1974	11,462	6,422	56.0	4.2
요르단	1977	2,284	551	24.1	6.0
대한민국	1974	52,967	27,316	51.6	32.8
선진국					
오스트리아	1971	37,072	20,790	56.1	39.7
벨기에	1970	58,011	36,736	63.3	30.1
캐나다	1971	326,545	242,690	74.3	–
체코슬로바키아	1970	141,998	112,203	79.0	47.9
서독	1978	479,828	285,946	59.6	36.3
일본	1973	426,218	236,281	55.4	39.6
뉴질랜드	1971	19,504	11,840	60.7	–
폴란드	1970	178,188	46,636	82.3	42.3
미국	1970	3,076,149	2,206,415	71.7	–

슬로바키아에서는 전체 노동자의 48%가 여성이고 보건의료 분야에서는 79%가 여성이다. 요르단에서는 이 수치가 각각 6%와 24%이다. 실제적으로 모든 나라에서 경제와 사회개발의 수준과 관계없이 경제활동인구가 대부분 남성임에도 불구하고 보건의료 분야에서는 여성 노동자가 다수를 차지하고 있다. 전 세계적으로 사실상 여성은 공식적으로 조직된 보건의료부문에서 중요한 역할을 담당하고 있다. 비공식적인 부문까지 감안한다면 여성이 보건의료에 기여하는 바는 남성보다 훨씬 더 클 것이다.

보건의료 각 직종의 여성

공식적인 보건의료체계에 있는 노동자 중에 여성의 비율은 보건의료 직종에 따라, 각 직종 안에서도, 보건의료의 단계에 따라, 그리고 시기별로 크게 다르다는 것은 잘 알려진 사실이다. <표 4>를 보면 1960년대 초반에서부터 1970년대 초반까지 의사, 치과의사, 약사, 간호사 및 수의사의 전반적인 추세를 알 수 있다. 1970년대 초, 여성은 전 세계 간호사의 약 95%를 차지하고 있었으며, 의사의 39%, 약사의 33%, 치과의사의 15%, 수의사의 6%를 차지하고 있었다. 이 수치를 1960년대 초와 비교해보면 각 집단에서 여성의 비율이 증가하였다.

의사와 치과의사는 3% 증가하였고, 약사는 6% 이상 증가하였으나 간호사의 증가율은 매우 낮았다.

그러나 이 표를 볼 때는 표의 각 항목마다 자료의 출처가 된 국가가 모두 다르며, 자료를 사용한 나라의 전체 수가 상대적으로 적다는 사실을 염두에 두어야 할 것이다. 따라서 이 자료를 가지고 전 세계적으로 각 직업간 비교를 할 수는 없고, 각 직업 내부의 여성비율의 증가 추세만 볼 수 있을 뿐이다. 아래에서 5가지 직업군을 하나하나 살펴보겠다.

의사

두 시점(예를 들어 1960년과 1970년, 1961년과 1971년, 1962년과 1972년)의 자료가 있는 32개국 및 지역의 표본에 의하면, 1960년대 초반보다 1970년대 초반에 여자의사의 수가 약 20만 명 늘어나(<표 4> 참조) 증가율이 약 47%이고, 이 기간 동안 남자의사의 수는 22만 명, 증가율은 약 30%이다. 여자의사의 비율은 1960년대 초반의 36.4%에서 1970년대 초반에는 39.4%로 증가해 전체적으로 3% 증가하였다. 따라서 일반적으로 여성이 의료 전문직에서 상당한 부분을 차지하고 있다는 것을 알 수 있다.

간호사

간호는 전통적으로 여성의 직업이라고 간주되어 왔기 때문에 1960~70년 동안에 얼마나 많은 남성이 간호직에 들어왔는가를 보는 것이 흥미있는 일이다. 이용 가능한 18개 국가와 지역의 자료에 따르면 1970년 초반에는 약 87,000명 이상의 남자간호사가 있었다. 이것은 1960년대 초반에 비해 이들 국가에 남자간호사의 수가 33%나 증가한 것이다. 그러나 숫적으로는 많이 증가하였지만, 남자간호사의 비율은 매우 낮으며 오히려 약간 줄었다.

치과의사

일부 유럽 국가에서는 의사 항목 중에 '치과진료를 하는 의사(physicians practising dentistry)'와 '대학 수준의 치과의사(university-level dentists)'라는 이름으로 들어가 있기 때문에 치과의사의 정확한 수를 파악할 수 없다. 이 점은 의사도 마찬가지다. 따라서 이런 나라에서는 '치과진료를 하는 의사(dental practitioner)'의 비율과 '일반진료를 하는 의사(medical practitioner)'의 비율을 정확히 정할 수가 없으며, 여자 의료 진료자와 여자 치과 진료자의 비율도 확인할 수 없다. 따라서 여기서는 의사보다는 치과의사인 여성의 비율이 높을 것이라고 가정하고 있다. 자료를 의사와 치과의사로 분리할 수 있다면 이 문제에 주의를 집중할 수 있을 것이며, 기획에도 도움이 될 것이다.

<표 4>의 자료에 따르면 1960년대 초반과 1970년대 초반 사이에 여성은 남성보다 더 빨리 치과직에 진출한 것으로 나타난다. 남자 치과의사의 수가 8.7% 증가한 데 비해 여자 치과의사의 수는 40.3% 증가하였다. 이 결과 여자 치과의사의 수가 전체에서 3% 증가한 것으로 나타났다. 그렇다고 해도 치과의사의 여성비율은 의사

<표 4> 공식적인 보건의료체계 내 특정 범주의 보건의료 노동자의 여성비율 변화(1960년대 초반에서 1970년대 초반까지)

	수			여성비율 (%)
	전체	남성	여성	
의사(32개 국가 및 지역)[a]				
1960년대 초반	1,166,796	741,791	425,005	36.4
1970년대 초반	1,589,589	963,539	626,050	39.4
증가율	422,793(36.2%)	221,748(29.9%)	201,045(47.3%)	
치과의사(24개 국가 및 지역)[b]				
1960년대 초반	216,547	189,919	26,628	12.3
1970년대 초반	243,875	206,505	37,370	15.3
증가율	27,328(12.6%)	16,586(8.7%)	10,742(40.3%)	
약사 (18개 국가 및 지역)[c]				
1960년대 초반	216,783	160,088	56,695	26.2
1970년대 초반	261,929	176,351	85,578	32.7
증가율	45,146(20.8%)	16,263(10.2%)	28,883(50.9%)	
간호사 (18개 국가 및 지역)[d]				
1960년대 초반	1,168,897	65,801	1,103,096	94.4
1970년대 초반	1,609,151	87,342	1,521,809	94.6
증가율	440,254(37.7%)	21,541(32.7%)	418,713(40.0%)	
수의사 (12개 국가 및 지역)[e]				
1960년대 초반	45,145	43,999	1,146	2.5
1970년대 초반	54,280	51,034	3,246	6.0
증가율	9,135(20.2%)	7,035(16.0%)	2,100(183.2%)	

a 오스트레일리아, 오스트리아, 바레인, 버뮤다, 캐나다, 체코슬로바키아, 덴마크, 피지, 핀란드, 서독, 헝가리, 아일랜드, 일본, 한국, 몰타, 네덜란드, 노르웨이, 파키스탄, 폴란드, 포르투갈, 루마니아, 르완다, 스페인, 스웨덴, 스위스, 태국, 영국(잉글랜드, 북아일랜드, 스코틀랜드 각각), 미국, 소련, 유고슬라비아.

b 오스트리아, 바레인, 버뮤다, 캐나다, 체코슬로바키아, 핀란드, 프랑스, 서독, 헝가리, 아일랜드, 일본, 한국, 노르웨이 폴란드, 포르투갈, 스페인, 스웨덴, 스위스, 태국, 영국(잉글랜드, 북아일랜드, 스코틀랜드 각각), 미국, 유고슬라비아.

c 오스트리아, 캐나다, 체코슬로바키아, 핀란드, 프랑스, 헝가리, 아일랜드, 일본, 몰타, 노르웨이, 폴란드, 포르투갈, 스페인, 스위스, 태국, 영국(북아일랜드만), 미국, 유고슬라비아.

d 오스트레일리아, 오스트리아, 바레인, 캐나다, 체코슬로바키아, 피지, 핀란드, 서독, 헝가리, 아일랜드, 한국, 북아일랜드, 노르웨이, 사우디아라비아, 스코틀랜드, 스위스, 미국, 유고슬라비아.

e 오스트레일리아, 캐나다, 체코슬로바키아, 핀란드, 프랑스, 서독, 헝가리, 아일랜드, 노르웨이, 스페인, 스위스, 미국

나 약사, 간호사보다는 훨씬 적다.

약사

여기서 다루고 있는 직업 중에서 약사의 남녀비가 가장 크게 변화하였다. 18개국의 자료에 따르면, 여자약사의 비율은 26.2%에서 32.7%로 6.5%나 증가하였다(<표 4> 참조). 이런 증가에도 불구하고 여자의사의 비율(39.4%)에 비교해 볼 때 여자약사의 비율은 그리 높지 않다.

10년 동안 18개국에서 남자약사의 수가 10% 증가한 반면 여자약사의 수는 60% 증가하였다.

수의사

여자 수의사의 수는 지난 10년간 거의 3배나 증가하였지만 이 보고서에서 다루는 5가지 보건의료 전문직종 중에서 수의사의 여성비율이 가장 낮다(12개국의 자료에 따르면 1970년대 초반에 6%였다).

조산사

1970년대 초반에 거의 모든 나라에 있는 조산사는 100% 여성이었다.

여성과 전문화

다양한 보건의료 직종 중에서 의료와 간호는 전문화가 가장 많이 이루어진 직종이다. 그러나 간호사의 경우는 상대적으로 성별, 전문

과목별 인원의 남녀비에 관한 정보가 적다. 거의 모든 간호사가 여성
인 나라에서는 이것은 큰 문제가 되지 않지만, 그렇지 않은 나라에서
는 이 정보가 중요할 것이다. 다음으로 의사에 관하여 관찰해보자.

여자의사는 특히 마취과, 소아과, 공중보건 및 정신과와 같은 특
정 전문과목을 주로 선택하는 것으로 알려져 있다. 다음 사례를 보
면 각국에서 이러한 전문과목이 여성들에게 매력적인지 아닌지에
관해 알게 될 것이다. 관련자료가 나라별로 다르게 제시되어 있기
때문에 국제적으로 비교 가능한 비율을 제시하는 표를 만들 수 없었
고, 정보가 있는 일부 국가의 자료만 개별적으로 제시하였다. 그리
고 어떤 자료는 특정 전문과목 진료를 하는 여자의사의 비율을 모두
알 수 있는 반면, 전체 의사 중에서 특정 전문과목 여자의사의 비율
만 알 수 있는 자료도 있었다.

1970년 체코슬로바키아에서 전문과목에 종사하고 있는 여자의사
의 비율은 <표 5>와 같다.

<표 5>

전문과목	여성비율(%)
소아과	69.9
안과	61.3
마취과	51.0
정신과	46.6
산과	26.8
일반외과	19.8
정형외과	16.8

핀란드의 1973년 자료는 다음 두 가지 면에서 볼 수 있다(<표
6> 참조).

전체 여성 전문의 중에서 특정 과목 전문의의 비율이라는 면에서
보면, 소아과가 1위를 차지하고, 신경과/정신과가 2위를, 소아정신과
가 11위를 차지하고 있다. 그러나 특정 과목의 전문의 중에서 여성
전문의가 차지하는 비율이라는 면에서 보면, 소아정신과가 1위를,

<표 6>

전문과목	전문의 중 남녀의사의 백분율분포		전문과목별 여자의사의 수와 여성비율	
	여성 (총수=659)	남성 (총수=2100)	수	여성비율 (%)
소아과	16.5	4.5	109	53.4
신경과/정신과	10.0	9.1	66	25.6
안과	9.6	4.1	63	42.0
폐질환/결핵과	8.8	4.1	58	40.0
내과질환	8.5	16.6	56	13.9
방사선과	7.0	8.2	46	21.0
마취과	6.7	3.6	44	36.7
산부인과	6.7	8.9	44	19.1
공중보건과 예방의학	6.4	6.0	42	25.0
피부과와 성병	5.3	1.2	35	57.4
소아정신과	5.2	0.2	34	89.5
이비인후과	1.5	4.7	13	11.6
외과	2.0	20.1	10	2.3
기타	5.8	8.6	39	17.7
전체	100.0	100.0		

자료원:하비오-마닐라(22)

소아과가 3위를, 그리고 신경과/정신과가 7위를 차지하고 있다.

1982년 자마이카의 특정 과목 전문의 중 여성비율은 <표 7>과 같다.

미국의 1973년 자료도 두 가지 각도에서 볼 수 있다(<표 8> 참조).

<표 7>

전문과목	여성비율(%)
피부과	100.0
마취과	52.9
방사선과	44.4
산부인과	44.0
정형외과	33.3
소아과	26.3
정신과	23.9
병리과	20.0
외과	12.3

자료원: 국제노동기구(29)

<표 8>

전문과목	전문의 중 남녀의사의 백분율분포		전문과목당 여자의사의 수와 여성비율	
	여성 (총수=659)	남성 (총수=2100)	수	여성비율 (%)
소아과	18.8	5.4	4,572	21.9
정신과	14.4	7.2	3,436	13.7
내과	13.3	15.6	3,234	6.5
일반의(가정의)	10.5	17.1	2,561	4.5
마취과	7.2	3.5	1,751	14.4
병리과	6.6	3.3	1,605	14.0
산부인과	6.3	6.3	1,540	7.5
방사선과	3.6	4.8	877	5.7
공중보건	2.6	1.0	631	18.0
일반외과	1.7	10.1	423	1.4
정형외과	1.5	3.4	354	3.4
피부과	1.3	1.3	328	7.6
신경과	1.2	1.1	303	8.1
물리의학	1.2	0.4	284	18.1
기타	5.4	16.6	1,306	2.3
미분류	4.7	2.8	1,149	12.0
전체	100.3	99.9		

자료원: 페넬과 샤웰(43). 반올림 오차로 인하여 전체 합계가 100.0이 되지 않음.

폴란드 자료에도 흥미있는 특징이 보인다. <표 9>는 일부 전문과목에서 학위를 준비하는 여성의 비율이다.

<표 9>

전문과목	박사논문			dotsent 논문		
	여성의 수	전문과목을 선택한 비율	각 전문과목에서 여성이 준비하는 논문의 비율	여성의 수	전문과목을 선택한 비율	전문과목별 여성비율(%)
소아과	293	12.6	74.1	39	8.6	74.3
안과	93	4.0	66.6	27	6.1	51.8
미생물학	129	5.6	62.7	33	7.3	39.3
생화학과 생물리학	139	6.0	46.7	41	9.0	17.0
내과	723	31.2	38.8	135	29.9	22.2
산부인과	276	11.9	20.2	48	10.6	12.5
외과	666	28.7	16.6	129	28.5	6.2
전체	2,314	100.0		452	100.0	

자료원: 국제노동사무소(29).

이 자료에서 흥미있는 것은 소아과(12.6%), 산부인과(11.9%)에 비해 외과전문의 수련을 받는 여학생의 비율(거의 29%)이 더 높다는 점이다. 그럼에도 불구하고 폴란드에서는 산부인과와 외과 전문의는 대부분 남성인 반면(여성비율이 전자는 20%를 약간 넘고 후자는 17%보다 약간 아래임) 소아과가 거의 여성의 전문과목이라는 사실(여성비율이 74%)이다. 핀란드와 미국 같은 나라에서는 외과전문의 수련을 받는 여자의사의 비율이 매우 낮을 뿐 아니라 여성 외과전문의의 비율이 비슷하다(두 나라 모두 각각 2% 정도이다).

소련 의사의 반 이상이 일하고 있으며 소련에서 가장 큰 러시아공화국의 한 조사(조사 시점은 알 수 없지만 1975년 이전이다)에 따르면 여자의사는 소아과를 가장 많이 선택하고 다음이 산부인과인 것으로 나타났다(<표 10> 참조).

<표 10>

전문과목	여자의사의 전문과목별 백분율 분포
소아과	17.7
산부인과	9.0
구강병리과(치과의사)	6.2
외과	6.0
폐결핵과	3.7
방사선과	3.3
안과	3.2
신경병리과	3.0
이비인후과	2.7
정신과	2.4
피부-성병과	1.9
세균학	1.9
역학	1.8
기타	37.2
합계	100.0

자료원: 피라도바(44)

기타에는 치료전문의(치료학자(therapists), 감염학자(infectionists), 심장류마티스학자(cardio-rheumatologists), 내분비학자(endocrinologists), 혈

액학자(haematologists), 물리치료사(physiotherapists), 소화기학자(gas-troenterologists) 등)가 전체의 30% 정도를 차지하고, 임상병리의사가 3.3%, 의학적으로 인정받은 위생학자가 2.2%, 그리고 공중보건 관리자가 약 2%를 차지하고 있다.

이제 여자의사의 전문과목별 적합성에 관한 남자의사의 의견이 여성의 전문과목 '선택'에 어느 정도 영향을 미치는가 하는 문제가 제기된다. 이 문제에 답할 방법이 없다 하더라도 남자의사가 전문과목 학회를 지배하고 있는 나라의 경우에는 특히 이 문제를 무시해서는 안된다. 미국에서는 여자의사의 전문과목별 적합성에 관한 남자의사의 태도를 알아보기 위해 84명의 의과대학 교수를 표본으로 선정하여 연구(15)를 수행하였다. 이들이 가장 많이 권유한 영역은 소아정신과였고, 다음이 소아과, 정신과와 마취과의 순이었다. 또 여성이 가장 적합하지 않다고 본 과목은 비뇨기과였으며, 정형외과, 신경외과와 일반외과가 그 뒤를 이었다. 다른 말로 하면 극소수의 예외를 빼고는 남자의사들이 여성에게 가장 알맞다고 생각한 영역은 그 당시 미국에서 여성 전문의가 이미 많은 수를 차지하고 있는 영역이었고, 가장 적합하지 않다고 생각한 영역은 전문의 중 여성 비율이 극히 적은 영역이었다. 소아과는 경쟁적이지 않기 때문에(이것은 남성이 소아과에 별 관심을 갖고 있지 않다는 의미일 것이다), 관련된 문제에 여성이 민감하고 부모와 좋은 관계를 유지할 수 있기 때문에, 그리고 여성을 잘 받아들이는 영역이기 때문에 남성보다는 여성에게 더 적합한 것으로 여겨졌다. 외과는 근무시간이 매우 불규칙하기 때문에 여성에게 불리하다고 생각되었으며, 이비인후과는 경쟁이 심해 여성에게 불리한 과목으로 여겨졌다. 이비인후과나 외과는 흔히 여성들이 편견(편견의 원천은 아마도 남자의사일 것이다)에 부딪히는 영역이다.

보건의료체계에 있는 여성의 전문활동

다음의 자료는 미국 자료이며 다른 나라에서도 상황이 비슷할 것이라고 가정할 수는 없다. 앞에서 언급한 것처럼 보건의료 분야에 있는 여성의 상황은 나라별로, 또 기별로 크게 다르다.

<표 11>은 1963년과 1973년에 미국의 남녀의사의 활동 형태와 활동 장소별 분포를 보여주는 표이다. 표에서도 나타나듯이, 미국에서는 1963년과 1973년 사이에 환자진료 외의 전문활동에 참여하는 남녀의사가 증가하였다. 남자의사가 더 개업을 선호하지만 여자의사도 남자의사처럼 병원에서 진료하는 것보다는 개업하는 것을 더 선호하였다. 동시에 1963년과 1973년 사이에 개업의사의 비율이 남녀의사 모두에서 크게 감소하였다. 이것은 인턴과 전공의 프로그램에 참여하는 의사의 수가 늘었기 때문이기도 하며, 부분적으로는 직접적인 환자진료 외의 다른 활동이 늘어났기 때문이며, 또 이 기간 동안 활동을 그만둔 남녀의사의 비율이 증가하였기 때문이기도 하다. 또 관리자로 일하는 남자의사의 비율과 여자의사의 비율이 비슷하게 증

<표 11>

전문활동	남성 (총수=257,818)	여성 (총수=17,322)	남성 총수=335,811)	여성 (총수=30,568)
환자진료:	90.5	78.6	81.5	70.4
진료소	66.3	49.4	56.8	35.3
인턴/전공의 프로그램	12.7	17.8	15.3	22.3
병원 전문의	10.5	11.4	9.4	12.8
기타:	5.2	7.8	7.8	9.2
의과대학교수			1.6	2.5
관리자			3.3	3.3
연구자			2.3	2.4
기타			0.1	1.0
활동중지	4.3	13.7	10.7	20.4
전체	100.0	100.0	100.0	100.0

자료원: 페넬과 사웰(43)의 자료에 기반함

가하였다는 것도 특기할 만한 사항이다. 연구의 경우도 마찬가지다.
  미국의 의과대학 여교수는 미국에서 일하는 여자의사의 비율을
고려해 볼 때, 예상 비율과 비슷한 비율을 나타내고 있다. <표 12>
를 보면 1975년에서 1978년 사이에 의과대학에서 봉급을 받는 여
자의사의 비율이 약간 증가하였다는 것을 알 수 있다.

<표 12>

연도	총합	남성	여성	여성비율(%)
1975	40,578	34,459	6,119	15.1
1978	47,140	39,987	7,153	15.2
증가율	6,562	5,528(16.0%)	1,034(16.9%)	

자료원: 히긴스(25)

  1978년에 교육과목별 여성비율은 <표 13>과 같다.
  1971년 자료에 따르면 미국 의과대학 여성 교수요원의 직급별 분
포는 <표 14>와 같다.

<표 13>

교육과목	여성비율(%)
물리의학	29.9
소아과학	27.2
정신과학	19.9
병리학	18.2
미생물학	17.2
해부학	16.5
외과	3.5

자료원: 히긴스(25)

<표 14>

직급	여성비율(%)
교수	4.0
부교수	9.0
조교수	16.0
전임강사(instructor)	31.0
조교(associate)	32.0
보조인력(assistant)	39.0
시간강사(lecturer)	37.0
무직급(no academic rank)	12.0

자료원: 페넬과 사웰(43)

미국에 있는 간호사의 고용장소와 고용형태에 관한 자료도 있다.
<표 15>는 1972년 특정 영역의 간호활동에 종사하는 간호사의 성
별 백분율을 나타낸 것이다.

<표 15>

고용장소/고용형태	활동영역별 간호사의 백분율 분포	
	남성(총합=10,989)%	여성(총합=766,416)%
병원	78.7	64.1
간호요양원(nursing home)	4.2	7.0
간호대학(school of nursing)	3.3	3.7
사설간호(private nursing)	3.3	5.0
공중보건(public health)	2.9	5.1
학교간호(school nursing)	0.9	3.9
산업보건(industrial nursing)	2.4	2.5
의사나 치과의사 사무실	2.5	6.8
기타 전문분야	1.1	0.5
보고 안됨	1.7	1.6
총합	100.0	100.2

자료원: 페넬과 사웰(43)의 자료에 기반함
　　　여성의 경우 반올림에 따른 오차로 100%가 넘어갔다.

위의 표에서 알 수 있는 것처럼 현재까지 남녀간호사들은 대부분
병원에서 일하며, 남자간호사가 여자간호사보다 그 비율이 약간 높
다. 병원 밖에서 일하는 여자간호사들은 대부분 간호요양원이나 의
사와 치과의사 사무실에서 일한다. 남자간호사보다는 여자간호사들
중에서 사설간호와 공중보건에 관심을 갖는 비율이 더 높다는 사실
도 특기할 만하다.

공식적인 보건의료체계에서 일하는 여성의 의사결정 기회

공식적인 보건의료체계에서는 다양한 의사결정 단계가 있으며, 각
단계마다 상위 단계에 책임을 진다. 각 단계의 결정은 환자 진료와

직접 관계가 있다. 이런 결정에 관여하는 사람들은 사전에 미리 기술을 배우고 시험을 거치며, 결정에 따르는 책임을 보장할 수 있도록 설계된 과정을 거친다. 이는 '보건의료팀'의 모든 구성원에게 적용되는 원칙이다. 일반적으로 이런 팀은 내부에 위계구조를 가지고 있으며, 팀의 다른 구성원은 보통 '의사의 지시'에 따라 결정을 내리기 때문에, 일반적으로 '가장 높은' 의사결정자는 의사(남자이든 여자이든 관계없다)이다.

따라서 대부분의 의사가 남자인 나라에서는 공식적인 보건의료체계의 의사결정자는 대부분 남자라는 결론을 내릴 수 있다. 물론 대부분의 의사가 여성인 곳이라면 여성이 의사결정자가 될 것이다.

이 절에서는 '관리자적' 위치라고 불릴 수 있는 지위에 초점을 맞추어보자. 이것은 국가 차원과 기관 차원의 정책결정, 기획, 사업계획작성, 예산설정과 같은 사항을 다루는 지위를 말한다.

아래에 있는 4개국의 사례를 보면 특정 형태의 의사결정 지위에 있는 여성의 위치를 어느 정도 알 수 있을 것이다.

1973년 폴란드에서, 보건의료체계 내의 일부 관리지위에 있는 여성의 비율은 <표 16>과 같다.

표에서도 알 수 있듯이, 1973년 폴란드에서 의사의 여성비율이 50.2%이고, 간호사는 98.5%, 치과의사는 81.3%, 약사는 83.1%라는 점을 감안하고 보아야 한다. 보건의료 노동력 구성을 알고 이 표를 보면 보건부문에 있는 관리자의 구성은 노동력의 성별 구성과 무관하다는 것을 분명히 알 수 있다. 동시에 1973년에는 가장 높은 지위에 오른 여성이 한 명도 없음에도 불구하고 보건기관 여성관리자의 비율은 상당히 높다. 그러나 이 비율도 앞에서 지적한 여성비율에 비해서는 낮다.

오스트리아의 1973년과 1974년 자료를 보면 정부 각 부에 있는 65개 국의 국장 중에 여성이 한 명도 없었다. 여성이 상당히 중요

<표 16>

관리 지위	여성비율(%)
보건사회부	
장관	0.0
차관	0.0
국장	0.0
보건부서장	0.0
지역보건소장	6.5
지역보건소 부소장	15.4
병원장과 외래진료소장	38.6
병원 부원장과 외래진료소 부소장	25.7
병원의 과장과 차장	36.9

자료원: 소코로프스카(52)

한 역할을 하는 교육분야에서조차 여성 국장이 없다. 1974년에는 정규 대학교수 920명 중에서 21명(2.3%)과 비정규 교수 157명 중 12명(7.6%)만이 여성이었다. 오스트리아에 있는 모든 대학의 진료소 중에서는 여성이 장을 맡고 있는 곳이 하나도 없었고, 1974년 비엔나에서 일하는 의사의 약 40%가 여성임에도 불구하고 비엔나의 병원들과 복지사무소에서 병원장이나 소장을 맡고 있는 118명의 의사 중에서 여성은 6명(5%)에 불과하였다(32).

소련의 자료를 보면, 의사결정의 지위에 있는 여성의 수가 상대적으로 높기는 하지만, 1970년대 초반에 의료분야에서 일하는 여성의 비율이 전체 노동력의 70% 이상이라는 점에 비추어 볼 때, 보건부문, 그 중에서도 특히 의료분야에서 의사결정을 내릴 수 있는 지위에 있는 여성의 비율은 그리 높은 편이 아니다. 예를 들어 사회화된 의료가 도입된 지 반세기가 지나는 동안에 전국 최고의 위치, 즉 보건부 장관에 올랐던 여성은 오직 한 명뿐이었다(19).

반면 소련에서는 모든 수준의 공중보건기관에서 여성이 장을 맡고 있으며, 반 이상의 치료-예방기관에서 여성이 장을 맡고 있다. 수백 명의 여성이 지역, 시 보건부서의 장의 위치에 있으며, 대형 병원·위생역학센터·진료소·응급센터 등등의 관리자로 일하고 있다.

미국에서는 미국 보건의료체계에서 여성이 차지하는 일반적인 위치를 고려해볼 때, 여성 보건관리자의 비율은 상당히 높다(1970년에 44.6%). 그 이유는 아무도 보건의료체계 성립 초기에 간호, 급식, 살림살이, 물자관리 등의 업무와 함께 보건기관의 관리를 일반적으로 간호사가 담당하였다는 사실에서 일부 설명될 수 있을 것이다. 또한 이런 기관은 보통 교회 관할 하에 있었기 때문에 보통 종교적인 지위를 가진 사람이 책임 있는 위치에 있다는 것도 이유가 될 것이다. 사실, 직접 관찰해본 결과(54), 1972년 미국에서 카톨릭 교회의 후원을 받는 병원의 70% 이상을 여성이 관리하고 있었다. 그 당시 미국에서 단기, 비정부병원의 25%가 카톨릭 교회의 후원을 받는 병원이었다.

1973년과 1974년 미국에서 보건관리와 병원관리를 가르치는 30군데의 대학원과정을 졸업한 남녀 졸업생들의 표본을 뽑아 연구한 결과 다음과 같은 중요한 사항이 밝혀졌다(미간행 연구).

(1) 여자 졸업생은 남자 졸업생보다 병원이 아닌 곳에서 일하는 경우가 많았다(여자 졸업생은 10명 중 5명이, 남자 졸업생은 10명 중 7명이 병원에서 안정된 지위를 갖고 있었다).

(2) 1973년에서 1974년 사이에 30개 과정 졸업생 중에서 여성의 경우 7.6%가 취업을 하지 못한 반면 남성 실업자는 0.6%였다.

(3) 약 64%의 남성이 관리자, 부·보조 관리자, 또는 부서장으로 직접 관리 책임을 맡고 있었지만 여성은 약 44%만이 동일한 업무를 수행하고 있었다. 연구, 프로그램 분석 및 기획과 같은 지위에는 상대적으로 여성이 더 많았다.

(4) 병원이나 간호요양원의 관리자가 되고자 한 남성은 70%인 데 비해 여성은 50%였다.

(5) 여성 졸업자는 남성 졸업자보다 나이가 더 많았다(40대 이상

여성이 17%인 데 비해 이 연령층의 남성은 겨우 3%이었다).
그리고 여성이 남성보다 미혼이 더 많았다.
(6) 여성은 남성처럼 전임직이었다.

앞에서 말한 것처럼 미국에서는 여자간호사보다 남자간호사들이
병원에서 일하기를 원하는 것은 아마도 병원에서 일하게 되면 의사
결정을 하는 위치에 있게 될 가능성이 더 높기 때문일 것이다. 다음
표를 보면 1972년 미국에서 남녀간호사가 차지하는 위치를 알 수
있다. 1972년에 남자간호사의 지위가 상대적으로 얼마나 유리한지
알아보기 위하여, <표 17>에서는 각 지위형태에 따른 성별 분포를
제시하였다.

<표 17>을 보면 비록 남자간호사가 간호사 중에서 차지하는 비
율은 낮지만(1.4%), 남자라는 위치로 인해 비슷한 상황에서 여자의
사는 차지하기 어려운 높은 지위를 차지할 기회가 더 크다는 사실을
쉽게 알 수 있다. 여자의사의 경우, 의사라는 직업에서 여성이 차지
하고 있는 상대적인 힘이 간호사라는 직업에서 남자간호사가 차지

<표 17>

| 지위 | 각 지위에 따른 간호사의 백분율 분포 | | 여성비율 (%) |
	남성 (총수=10,989)	여성 (총수=766,416)	
행정직	8.2	3.7	97.0
고문	1.1	0.8	98.1
감독이나 조감독	15.8	10.3	97.8
소계	25.1	14.8	
지도간호사	4.4	4.2	98.5
수간호사	1.5	15.4	98.6
평간호사	31.5	56.0	99.3
기타 특수직	19.4	6.9	96.1
보고 안됨	4.6	2.7	97.6
총합	100.0	100.0	98.6

자료원: 페넬과 샤웰(43)에 기반한 자료

하고 있는 힘보다 훨씬 더 큰 데도 불구하고 여자의사는 남자간호사
보다 높은 지위를 차지할 기회가 별로 없다.

정책결정과 기획기구의 인적 구성이 의료 제공자들, 그 중에서도
특히 여성을 제대로 대표하지 못한다는 것은 남녀 모두에게 관심거
리이다. 예를 들어 미국에서 수행된 한 연구(12)를 보면, 보건의료기
관의 집행위원회에서 각 직업군이 차지하는 절대수와 상대적인 힘
이라는 면을 기준으로, 기획기구가 의료 제공자를 대표하는 정도를
분석하였다. 이 연구 결과를 보면 여성이 보건의료기관에서 실제로
활동하는 노동력의 75%를 차지하고 일반 인구의 50% 이상을 차지
하고 있는 경우에도, 55개 집행위원회에 있는 1천 명의 의료 제공자
를 표본으로 뽑았을 때 여성비율은 20% 미만이었다.

공식적인 보건의료체계에서 일하는 여성의 소득

미국의 자료로 판단해 볼 때, 여성 보건의료 노동자의 소득은 일
반적으로 남성의 소득보다 낮다. 1973년 보건의료 직종에서 일하는
106,499명의 노동자를 대상으로 한 연구에서 여성은 61,518명
(57.8%)이고, 남성은 44,981명(42.2%)이었다. <표 18>은 연구대상
노동자들의 성별, 직급별, 초봉(연봉)별 분포를 나타내고 있다.

표를 보면 남성은 연구 대상자의 42%에 불과한 데도 고소득 집
단에서는 여성보다 두 배나 더 많은 수를 차지하고 있다는 것을 쉽
게 알 수 있다. 즉 남성은 28,000달러 이상의 소득자 중에 90%를
차지하고, 32,000달러 이상 소득자의 약 96%를 차지하고 있다. 이
와 반대로 연구 대상자의 58%를 차지하고 있는 여성의 경우,
28,000달러 이상 소득자 중 10%에 불과하고, 32,000달러 이상 소
득자는 4%뿐이다. 여기서는 남성과 동등한 자격을 가진 여성 중에

<표 18>

직급	초봉 (연봉, 미국 달러)	각 직급별 성별 백분율		직급별 남성의 백분율 분포	직급별 여성의 백분율 분포
		남성	여성		
GS 1-3	5,017	27.6	72.4	9.1	11.1
GS 4	7,198	43.4	56.5	19.1	18.3
GS 5-6	8,055	48.9	51.1	24.7	19.0
GS 7-8	9,969	24.2	75.8	7.6	17.4
GS 9	12,167	14.2	85.8	5.4	23.6
GS 10-11	13,379	42.8	57.2	6.4	6.2
GS 12	17,497	70.0	30.0	6.6	2.1
GS 13-14	20,677	81.9	18.1	8.6	1.4
GS 15	28,263	90.0	10.0	10.7	0.9
GS 16 이상	32,806	95.9	4.1	1.7	0.0
				100.0	100.0

자료원: 페넬과 샤웰(43)

서 더 낮은 봉급을 받는 지위에 있는 여성의 비율이 어느 정도인가
하는 것은 알 수 없다. 그럼에도 불구하고 위의 표를 보면, 남성만의
보건의료 노동 시장이 따로 있고, 여성은 봉급도 낮고 경력 기회도
더 적은 노동시장에 속해 있다는 것을 분명히 알 수 있다.

소련의 경우, 여성은 국가 보건의료 노동자의 다수일 뿐 아니라
전문직 노동자의 가장 큰 부분(예를 들어 의사와 치과의사의 70%는
여성이다)을 차지하고 있다는 점에서, 또 다른 각도에서 볼 수 있다.
한 관찰자(19)에 따르면 1973년 소련통계연감에 있는 24개 직업군
중에서 '보건, 체육과 사회복지' 항목과 '예술'이라는 항목의 월평균
급여가 가장 낮은 것으로 나타났다. 그리고 모든 직업군 중에서 '보
건, 체육과 사회복지' 직업군에서 여성이 가장 높은 비율(85%)을 차
지하고 있다. 모든 직업군의 전국 평균이 134.9루블인데 비해 이 직
업군의 평균 소득은 월 99루블이다. 따라서 일반적인 노동자는 '보
건, 체육과 사회복지' 분야에서 일하는 노동자보다 1/3이나 높은 임
금을 받는 셈이다.

보건의료 중에서 권위 있는 분야에 있는 여성의 수가 상대적으로

많은 나라에서는 당해 여성들은 자연적으로 상대적으로 높은 소득을 받고 있다. 1971년 당시 여성이 전체 의사의 약 32%를 차지하고 있으며, 의사의 소득이 전체 국민의 평균소득의 17배나 되는 필리핀, 여성이 전체 의사의 약 22%를 차지하고 의사소득이 전체 국민 평균 소득의 42배나 되는 스리랑카, 또 각각 30%, 35배를 보이고 있는 태국 등이 그런 나라이다. 이런 수치를 보면 이런 나라에서는 의료 제공자의 성과와는 무관하게 빈민들은 의료비를 감당하지 못한다는 것을 알 수 있다. 이런 나라의 의사 소득을 1970년대 초반에 여자의사의 비율이 훨씬 낮았던 나라의 의사 소득과 비교하는 것도 흥미로운 일이다. 예를 들어 여자의사의 비율과 국가 평균에 대한 의사의 평균소득은 미국에서는 각각 9%와 8배이고 오스트레일리아에서는 13%와 7배, 스웨덴에서는 17%와 5배이다(36).

공식적인 보건의료체계에서는 여성이 남성보다 노동시간이 짧기 때문에 여성의 연간 소득은 남성의 연간 소득보다 낮다고 가정한다. 1972년 미국의 남녀 사의 연평균 순소득에 대한 자료와 각 집단이 제공한 직접적인 환자진료의 주 평균 노동시간에 대한 자료(43)를 보면, 다른 요소는 모두 동일하고, 각 집단의 노동시간이 같다고 하여도 남자의사의 소득이 여자의사보다 더 많다는 것을 알 수 있다.

<표 19>를 보면 남녀간의 노동 시간 차를 감안한다 하더라도, 모든 전문과목에서 집단적으로나 개인적으로나 남성의 소득이 여성의 소득보다 상당히 높다는 것을 알 수 있다. 시간당 소득의 면에서는 방사선과에서 가장 차이가 크고, 그 뒤를 내과가 바짝 뒤쫓고 있다. 연간 소득의 면에서는 산부인과가 가장 차이가 크고 외과가 그 다음이다. 여자의사의 소득을 100으로 보았을 때의 남자의사의 소득이라는 면에서는 산부인과가 가장 크고 그 다음이 정신과와 외과의 순으로 이어진다.

이와 같은 소득 차이를 가져오는 요인에는 여성 차별도 있지만

<표 19>

전문과목	남녀의사의 노동시간이 동일하다고 가정하였을 때, 1972년 미국에서 남자의사가 여자의사보다 더 많이 받는 소득의 양(미국 달러)		남자의사가 여자의사보다 더 많이 받는 연간소득의 백분율
	연간	시간당	
모든 전문과목	9,381	6.54	124.3
산부인과	12,937	4.83	131.6
정신과	8,622	4.86	127.1
외과	11,981	2.58	127.0
소아과	8,057	5.52	123.8
일반의(가정의)	7,562	6.70	122.2
방선선과	9,839	10.02	120.1
내과	6,449	9.10	117.7
마취과	5,058	5.26	111.0
기타	4,412	7.94	110.9

자료원: 페넬과 사월(43)에 기반한 자료. 남녀 의사 모두 1년에 45주 일한다고 가정.

나이, 경력 등과 같은 다른 요소들도 역시 고려하여야 할 것이다. 각 전문과목 안에서 좀 더 많은 남자의사들이 보수가 좋은 상위 지위에 쉽게 도달할 수 있기 때문에 이런 소득 차이가 나타날 수 있다. 왜 이렇게 되었는가 하는 질문은 부분적으로는 여성의 경우 이런 지위에 오를 수 있는 기회가 상당히 제한되어 있다는 점으로 설명할 수 있을 것이다. 즉 여성은 가정적인 책임 때문에 진료와 교육을 꾸준히 계속 하지 못한다. 이것은 그 자체로도 차별이다. 왜냐하면 남자의사는 일반적인 남자와 마찬가지로 여성의 계속적인 진료나 교육을 방해하는 임신이나 출산의 영향을 받지 않기 때문이다. 이외에도 행위별 수가제로 보상을 받는 개업의보다는 봉급을 받는 봉직의의 소득이 더 낮은 경향이 있다.

여성의 의과대학 입학

『세계의과대학지침서(편람)(World Directory of Medical Schools)』(62)

를 만들기 위해서 세계보건기구가 수집한 자료에 따르면 의과대학
에 입학하는 여성의 비율이 점차 높아지고 있으며, 전체 입학생 수
가 줄어들고 있는 지역에서도 이런 경향이 나타나고 있다.

우리는 59개 국가와 지역의 1979~80학년과 1984~85학년의 자
료를 분석하였다. 국가는 크게 5개 지역으로 나누었고, 각 지역별
국가는 다음과 같다. 아프리카(부르키나 파소, 가나, 나이지리아, 르
완다, 리비아, 마다가스카르, 말리, 모로코, 수단, 우간다, 잠비아, 탄
자니아 공화국, 튀니지), 아메리카(과테말라, 니카라구아, 도미니카
공화국, 멕시코, 베네수엘라, 브라질, 우루과이, 자마이카, 칠레, 캐
나다, 코스타리카, 콜롬비아, 페루), 아시아(네팔, 대한민국, 라오스),
레바논, 말레이시아, 몽고, 사우디 아라비아, 스리랑카, 시리아, 예멘,
요르단, 이라크, 이스라엘, 일본, 쿠웨이트, 터키, 파키스탄, 필리핀,
홍콩), 유럽(그리스, 노르웨이, 말타, 불가리아, 서독, 스웨덴, 스위스,
아이슬란드, 포르투갈, 핀란드, 헝가리), 오세아니아(뉴질랜드, 오스
트레일리아, 파푸아뉴기니).

1979~80학년 동안 이 나라들에서 의과대학에 등록한 학생은 모두
178,233명이며, 이 중의 53,898명(30.2%)이 여성이다(<표 20> 참
조). 동일한 기간에는 입학생이 37,544명, 졸업생이 21,175명이었다.
여성 비율은 각각 30.3%와 27.6%였다. 1984~85학년의 여성비율은
재학생은 34.7%, 입학생은 36.0%, 졸업생은 32.4%로 증가하였다.

이런 통계수치로 볼 때, 전 세계적으로 의과대학 재학생 중 여성
비율이 점차 증가하고 있는 것은 확실하다. 그러나 1984~85학년에
의과대학 입학생 중에서 남성의 비율이 여전히 반 이상인 64%를 차
지하고 있다는 것을 지적하지 않을 수 없다. 1979~80학년도와
1984~85학년도간에 여성의 입학은 5.7% 증가하였다. 이 비율로 보
면 여성이 입학생의 50%를 차지하려면 앞으로 10년 이상이 걸릴 것
이고, 재학생과 졸업생의 반이 되려면 그보다 훨씬 더 걸릴 것이다.

지역별 추세

5개 지역 모두에서 여성비율이 상승하고 있기는 하지만 유럽과 오세아니아 지역은 남성과 여성의 절대수가 줄어들고 있으며 입학률도 25% 이상 하락하였다(<표 20> 참조). 각 지역의 상황은 <그림 1~5>의 그래프로도 볼 수 있다.

5개 지역 중에서 아프리카는 이전 기간보다 여성 재학생·비율이 가장 크게 증가하였다(145%). 전체 재학생은 68.3% 증가한 데 비해 남성 재학생은 47.2% 증가하였다. 아메리카와 아시아에서도 이와 비슷한 추세를 보이고 있다.

아메리카에서는 전체 재학생이 78.3% 증가하였고, 아시아에서는 71.9% 증가한 데 비해 남성 재학생은 각각 63.4%, 55.4% 증가하였다. 여성 재학생은 아메리카에서는 107.9%, 아시아에서는 135.9% 증가하였지만 1984~85학년도 전체 재학생의 38.9%와 27.9%를 차

<그림 1> 아프리카의 의과대학: 1979~1980학년도에서 1984~85학년도까지의 재학생, 신입생 및 졸업생의 추세

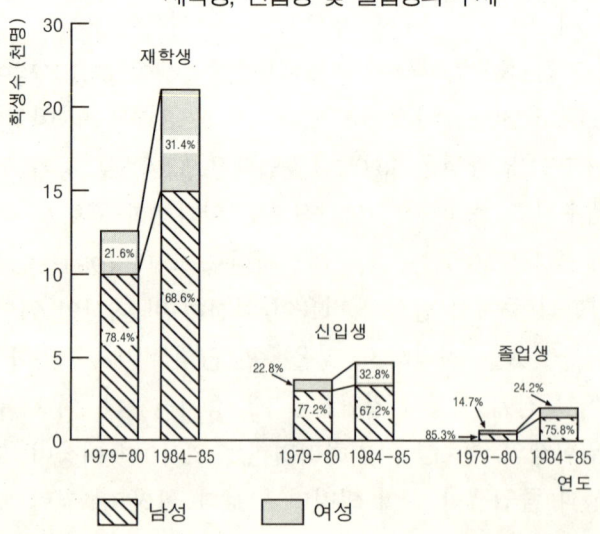

<그림 2> 아메리카의 의과대학: 1979~1980학년도에서 1984~85학년도까지의
재학생, 신입생 및 졸업생의 추세

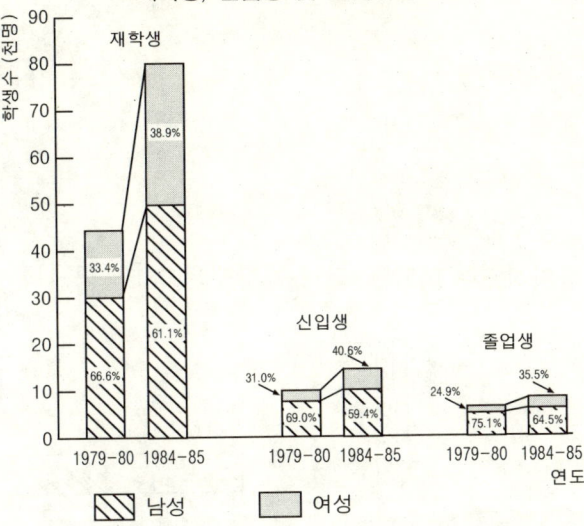

<그림 3> 아시아의 의과대학: 1979~1980학년도에서 1984~85학년도까지의
재학생, 신입생 및 졸업생의 추세

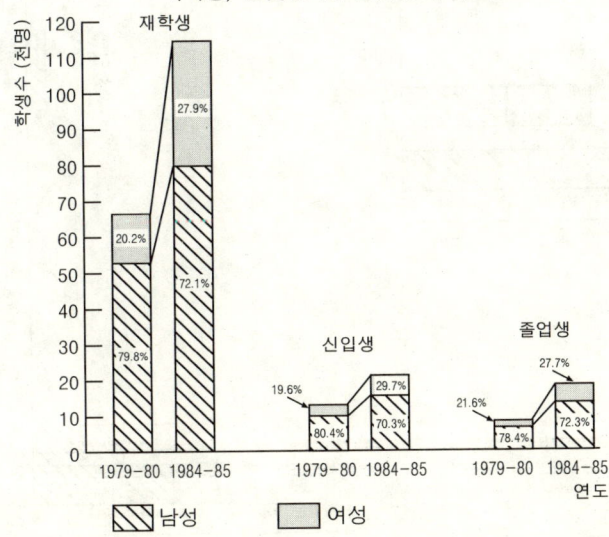

<그림 4> 유럽의 의과대학: 1979~1980학년도에서 1984~85학년도까지의
재학생, 신입생 및 졸업생의 추세

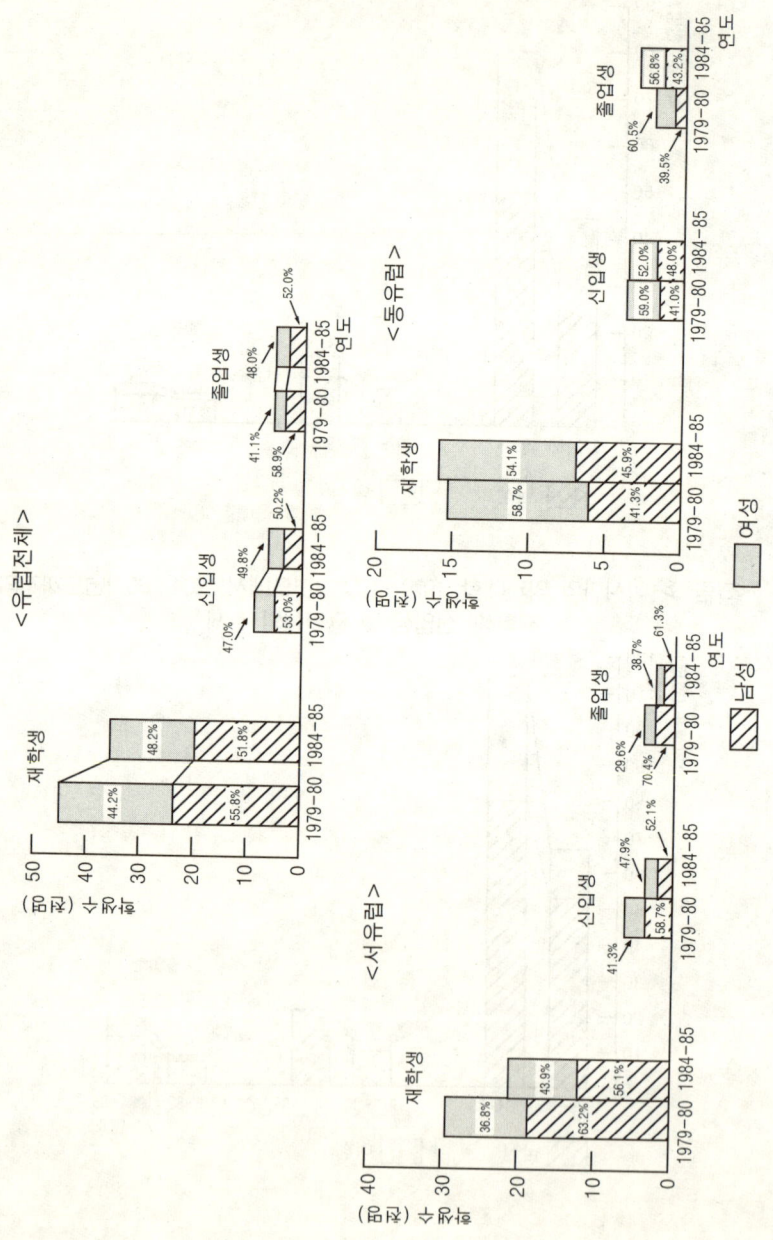

<표 20> 이과대학: 1979~1980학년도와 1984~85학년도의 재학생, 신입생 및 졸업생 수

		전체			남성			여성			여성비율(%)	
		1979~80	1984~85	백분율	1979~80	1984~85	백분율	1979~80	1984~85	백분율	1979~80	1984~85
졸업생	세계	178,233	261,597	+ 46.8	124,335	170,749	+ 37.3	53,898	90,848	+ 68.6	30.2	34.7
	아프리카	12,668	21,321	+ 68.3	9,935	14,624	+ 47.2	2,733	6,697	+ 145.0	21.6	31.4
	미국	45,408	80,948	+ 78.3	30,255	49,451	+ 63.4	15,153	31,497	+ 107.9	33.4	38.9
	아시아	66,751	114,725	+ 71.9	52,235	82,704	+ 55.4	13,516	32,021	+ 136.9	20.2	27.9
	유럽(총합)	45,702	36,983	− 19.1	25,488	19,151	− 24.9	20,214	17,832	− 11.8	44.2	48.2
	동부	15,410	15,663	+ 1.6	6,357	7,197	+ 13.2	9,053	8,466	− 6.5	58.7	54.1
	서부	30,292	21,320	− 29.6	19,131	11,954	− 37.5	11,161	9,366	− 16.1	36.8	43.9
	오세아니아	7,704	7,620	− 1.1	5,422	4,819	− 11.1	2,282	2,801	+ 22.7	29.6	36.8
신입생	세계	37,544	50,371	+ 34.2	26,178	32,216	+ 23.1	11,366	18,155	+ 59.7	30.3	36.0
	아프리카	3,129	4,018	+ 28.4	2,416	2,699	+ 11.7	713	1,319	+ 85.0	22.8	32.8
	미국	9,070	14,366	+ 58.4	6,259	8,532	+ 36.3	2,811	5,834	+ 107.5	31.0	40.6
	아시아	14,048	24,027	+ 71.0	11,293	16,885	+ 49.5	2,755	7,142	+ 159.5	1.6	29.7
	유럽(총합)	9,487	6,644	− 30.0	5,025	3,338	− 33.6	4,462	3,306	− 25.9	47.0	49.8
	동부	3,073	3,054	− 0.6	1,261	1,467	+ 16.3	1,812	1,587	− 12.4	59.0	52.0
	서부	6,414	3,590	− 44.0	3,764	1,871	− 50.3	2,650	1,719	− 35.1	41.3	47.9
	오세아니아	1,810	1,316	− 27.3	1,185	762	− 35.7	625	554	− 11.4	34.5	42.1
졸업생	세계	21,157	38,386	+ 81.4	15,321	25,962	+ 69.4	5,836	12,424	+ 112.9	27.6	32.4
	아프리카	375	2,152	+ 73.9	320	1,632	+ 410.0	55	520	+ 845.5	14.7	24.2
	미국	5,473	8,456	+ 54.5	4,108	5,456	+ 32.8	1,365	3,000	+ 119.8	24.9	35.5
	아시아	8,317	20,820	+ 150.3	6,522	15,052	+ 130.8	1,795	5,768	+ 221.3	21.9	27.7
	유럽(총합)	5,693	5,591	− 1.8	3,356	2,906	− 13.4	2,337	2,685	+ 14.9	41.1	48.0
	동부	2,107	2,875	+ 36.5	833	1,242	+ 49.1	1,274	1,633	+ 282.2	60.5	56.8
	서부	3,586	2,716	− 24.3	2,523	1,66	− 34.0	1,063	1,052	− 1.0	29.6	38.7
	오세아니아	1,299	1,367	+ 5.2	1,015	916	− 9.8	284	451	+ 58.8	21.9	33.0

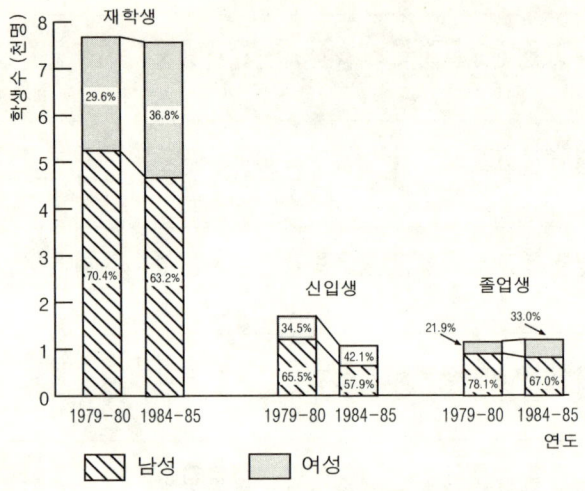

<그림 5> 오세아니아의 의과대학: 1979-1980학년도에서 1984-85학년도까지의 재학생, 신입생 및 졸업생의 추세

지하고 있을 뿐이다. 현재의 증가율은 아메리카에서는 5.5%, 아시아에서는 7.7%이므로 이 지역에서 여성이 의과대학 재학생의 50%를 차지하려면 약 15년이 걸릴 것으로 생각된다.

유럽과 오세아니아는 다른 지역과는 반대로 의과대학 재학생 수가 줄어들고 있다. 오세아니아에서는 전체 재학생 수가 1.1% 줄어들었는데, 남성 재학생 수는 11.1% 줄어든 반면, 여성 재학생 수는 2,282명에서 2,801명으로 22.7% 늘어났다. 그럼에도 불구하고 여학생은 전체 재학생의 36.8%밖에 되지 않는다.

유럽에서는 재학생은 1979~80학년도와 1984~85학년도 사이에 19.1%나 감소하였다. 그러나 동유럽을 제외하면 재학생 비율은 달라진다.

사회주의 경제를 채택하고 있는 동유럽 국가들은 재학생 수가 1.6% 증가하고 있다. 또한 남성 재학생도 전 기간보다 13.2% 증가하고 있다. 여성 재학생 수는 6.5% 감소하고 있지만 여성은 여전히 전체 재학생의 54.1%를 차지하고 있다.

세대별 차이

폭넓은 의미에서 보면, 젊은 세대의 보건의료 노동자 중에서는 여성비율이 상당히 높아지는 추세를 보이고 있다(65). 태국에서는 예를 들어 1970년 당시 50~54세 치과의사 100명 중에서 32명이 여성인 반면, 25~29세의 경우 100명 중 64명이 여성이었다. 다른 말로 하면 한 세대가 지나가면서 여성비율이 배로 된 것이다. 헝가리에서는 1977년 당시 45~49세의 의사는 100명당 30명이 여성인 반면, 25~29세의 여성비율은 57%였다. 이처럼 한 세대가 내려가면서 여성비율이 2배로 느는 현상은 벨기에의 약사에게서도 볼 수 있다. 1970년 당시 55~59세 연령층은 여성비율이 20.5%였던 데 반해 25세 아래의 연령층에서는 여성비율이 43.1%였다. 세대간 여성비율의 변이는 각국의 자료를 가지고 4가지 형태의 보건의료 노동자의 여성비율을 보여주는 <표 21>을 보면 알 수 있을 것이다.

더 많은 나라의 표본 자료를 수록하고 있는 <그림 6>(치과의사), <그림 7>(간호), <그림 8>(의사)은 모두 여성비율이 상승하는 추세를 보여주고 있다. 사실 거의 모든 나라에서 세대간 비교를 해보면 보건의료의 거의 모든 직종에서 여성비율이 꾸준히 증가하고 있다. 일부 선진국에서는 여성이 거의 지배적이었던 직종(간호사, 조산사)보다 전통적으로 남성 지배적이었던 직종(예를 들어 의사와 치과의사)에서 이런 증가세가 더 두드러진다. 전자에 관해 말하자면, 장년층에서는 여성비율이 거의 100%였기 때문에 청년층에서 더 이상 증가할 수가 없었다. 그럼에도 불구하고 여러 나라의 자료 중에서 특히 오스트레일리아(<표 21>과 <그림 7> 참조)와 벨기에(<그림

<표 21> 일부 국가의 일부 보건의료 직종의 연령군별 여성비율

연령군 (세)	여성비율			
	간호사 (오스트레일리아, 1971)	약사 (벨기에,1970)	의사 (헝가리, 1977)	치과의사 (태국, 1970)
20세 이하	97.6	–	–	–
20~24	95.9	77.6	–	–
25~29	93.9	52.1	57.0	64.6
30~34		43.1	51.0	57.0
35~39	92.3	39.1	44.1	51.9
40~44			41.6	52.5
45~49	91.2	25.7	30.2	36.6
50~54			27.1	32.1
55~59	90.4	20.5	21.3	11.1
60~64	89.7	18.4	17.1	–

출처: 세계보건통계연감(65)

7> 참조)의 간호인력에 관한 자료를 보면 여성이 거의 지배적인 직종에서조차 장년층에 비해 청년층에서 여성비율이 상당히 증가할 수 있다는 것을 알 수 있다. 개발도상국에서는 전통적으로 여성이 지배적이었든 지배적이 아니었든 관계없이 모든 보건의료직종에서 이런 증가세가 확실히 나타나고 있다.

청년층 보건의료 노동자 사이의 여성비율 증가 추세는 여성의 경제활동 참여5)의 급격한 증가와 동시에 나타나고 있다. 국제노동사무소는 1950년에서 1975년 사이에 남성의 활동률은 60.4%에서 53.8%로 떨어진 반면, 여성은 27.5%에서 29.1%로 증가한 것으로 추계하였다. 전 세계적으로 경제활동을 하는 여성의 수는 1950년의 3억 4,430만명에서 1975년에는 5억 7,570만 명으로 증가하였다.

---

5) 여기서 사용하는 '경제활동'이라는 용어는 상품과 서비스의 생산에 참여하는 것만을 의미한다. 가사노동은 가장의 경제활동을 돕기 위해 또는 보수를 받기 위해 수행되지 않는 한 경제활동으로 간주되지 않는다.

<그림 6> 일부 국가의 치과의사의 연령집단별 여성비율

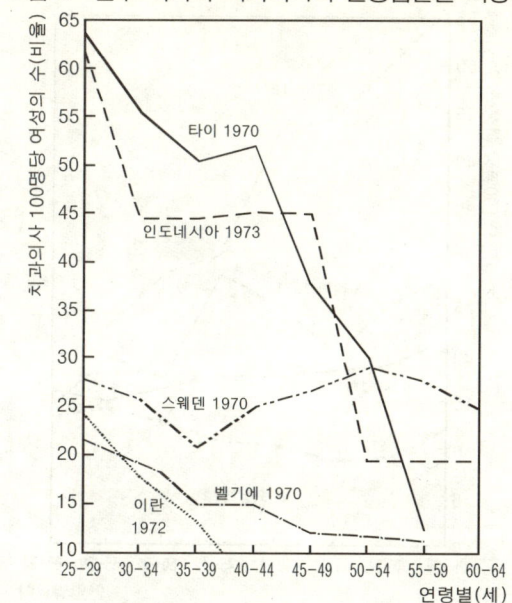

<그림 7> 일부 국가의 간호사의 연령집단별 여성비율

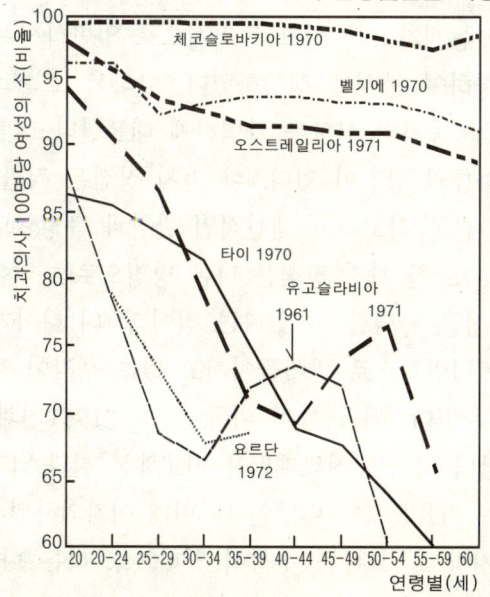

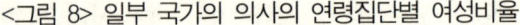

<그림 8> 일부 국가의 의사의 연령집단별 여성비율

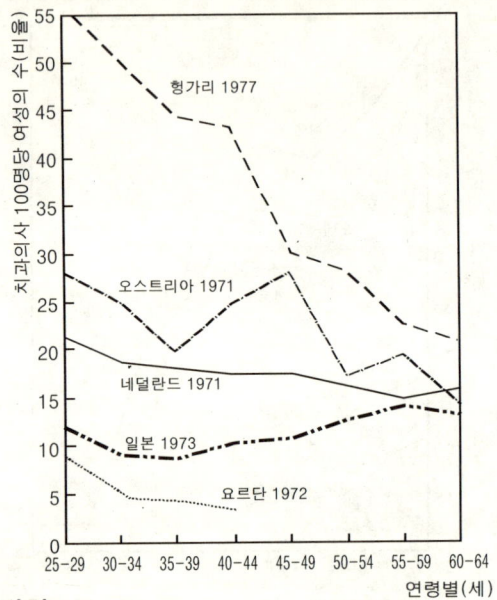

일반적인 관찰

이 장에서는 통계자료가 있고 논리적으로 일반화시켜 적용할 수 있는 요소에 한하여 분석을 시행하였다. 따라서 오늘날 전 세계의 여성 보건의료 노동자의 상황을 완벽하게 대표한다고 할 수는 없지만 통계연구 나름의 장점이 있다. 한 가지 장점은 직관적인 느낌이나 주관적인 추론을 확고하고 객관적인 관찰과 측정으로 대치할 수 있다는 것이다. 또 한 가지 장점은 다른 방법으로는 알아낼 수 없는 사실이나 관련성을 규명할 수 있다는 점이다. 더 나아가 통계적 방법을 사용하면 일반적으로 받아들여지고 있는 생각이 잘못되었다는 사실을 밝힐 수 있다. 예를 들어 미국에서는 "1931년과 1956년 사이에 졸업한 남녀 의사의 진료패턴을 비교해본 결과 남자의사 중 활동을 하지 않는 비율은 1% 미만인 데 비해 여자의사의 경우 약 9% 가 활동을 중지하고 있다"는 주장이 있다(34). 다른 나라에서도 이런 현상이 보고되었으며, 이것은 여성의 노동기간이 남성보다 짧아서 국가보건의료체계에 돌아오는 보상이 너무 짧다는 이유로 여성을 의사로 훈련시키는 것에 대한 반대 논거로 이용되었다. 여기서는 이 문제를 논의하지 않지만 이런 현상이 사실로 확인된 것은 아니라는 점을 언급하여야 할 것이다. 1979년에 발표된 논문(3)에 따르면, 1969~73년 당시 35세인 미국 의사의 노동기간과 비활동기간을 조사하였다. 그 당시 상황에서, 비활동기간 추정치는 여자의사의 경우 8.6년이고 남자의사의 경우 5.9년이었는데, 노동기간 추정치는 남자의사의 경우 34.1년이었고 여자의사의 경우 36.3년으로 나타나 '일반적인 상식'과는 정반대되는 결론이 나왔다. 그 이유는 여성이 더 수명이 길기 때문이다. 연구 당시 35세 미국 남자의사의 평균수명은 40세인 데 비해 여자의사는 약 45년이었기 때문이다. 앞에서 언급한 연구에서도 수명이라는 요소를 감안했어야 하는 데 이를 무시하였기 때문에 그런 결과가 나타난 것이다.

제3장

간호와 여성의 조건

이 책에서는 간호 전문직을 별도의 장으로 다루어 자세하게 살펴보고자 한다. 왜냐하면 간호에서의 여성의 상황이 보건의료를 제공하는 모든 여성의 상황을 축약적으로 나타내고 있다고 생각되기 때문이다. 보건의료의 모든 직종 중에서, 그리고 전통적으로 여성과 관련되어 있는 모든 전문직 중에서 간호는 여성이 가장 많고 여성이 중심이 되어 있는 전문직이다. 전 세계 간호사의 약 90%가 여성이다. 공식적인 보건의료체계에서 간호분야(예를 들어 간호사, 조산사, 간호조무사)에 종사하는 여성의 수는 다른 모든 분야에 종사하는 여성의 수를 모두 합친 것보다도 많다. 이런 점 때문에 그리고 간호사는 개인, 가족 및 지역사회와 밀접한 관계를 갖고 있기 때문에, 간호는 다른 어떤 보건의료 직종보다 인류 모두의 건강 달성에 더 크게 기여할 수 있는 잠재력을 가지고 있다. 그러나 간호직(nursing profession)은 여전히 의사직(medical profession)에 비해 이차적이고 보조적이며 종속적인 것으로 간주되고 있다.

성역할이 고정화된 모든 전문직 중에서 간호는 가장 불리한 조건을 가지고 있는 것처럼 보인다(55). 왜냐하면 간호사는 사회와 의료 분야에서 이중으로 종속적인 역할을 하는 조건에 있기 때문이다.

성역할 전형화가 간호사와 간호에 미치는 영향이 너무 강하기 때문에, 간호직이 이에 따른 불이익을 극복하려면, 즉 간호직이 의사직의 통제에서 벗어나려면 간호직이 일치된 행동을 할 필요가 있다. 그러나 상황이 너무 열악하여 간호 지도자들이 간호를 의사 전문직에 종속적이지 않고 상호 보완적인 전문직으로 만들려는 노력은 제한적으로밖에 이루어지지 못했다.

이 장의 목적

이 장은 간호교육과 간호행위에서 여성이 일반적으로 당하는 차별의 사례를 제시하는 것을 목적으로 삼고 있다. 그리하여 이 사례를 통해 보건의료 제공자로서의 여성이 직면하고 있는 문제를 폭넓게 이해하고 여성으로서의 간호사의 현 상황을 정확히 묘사하여 간호 전문직이 가지고 있는 모든 잠재력을 완벽하게 실현할 수 있는 방법을 찾아내고자 한다.

이를 위해서 먼저, 사회에서 전문직으로서 자신의 역할과 지위를 설정하려는 노력을 비롯한 간호와 교육의 발전을 간단히 검토한다. 다음으로는 간호의 역할과 지위에 영향을 미치는 요인들을 검토하고, 정책결정 단계의 의사결정에 참여하여 간호가 지역사회의 요구에 밀접하게 부응하려고 한 간호 지도자들의 활동을 살펴본다.

이 책 첫머리에서 전 세계적으로 공식적으로 조직된 보건의료체계에는 그동안 분명한 직업적 위계가 있었다고 상정하였다. 이런 체계에서는 병원에서 일하는 간호사는 중간 또는 하위의 지위를 차지하고 의사가 가장 높은 위치를 차지한다. 간호사는 의사에게는 종속적이지만 다양한 범주의 보조 인력을 감독하고 환자를 관리한다. 간호사는 보건의료체계의 행정적 위계에서 의사와 보조 인력 사이에 있고, 의사와 환자 사이에 있다. 따라서 환자, 의사, 보조인력과의 관계에서 간호사는 세 가지 역할을 한다. 이 역할의 기원은 플로렌스 나이팅게일로 거슬러 올라간다. 당시에는 간호사는 기술(skill)보다는 품성(character)으로 규정되었고, 어머니, 부인 및 가정관리인의 역할을 하는 빅토리아 시대의 상류층 숙녀를 모델로 하고 있다. 이 모델에 따라 간호사는 자신의 의무를 수행함에 있어 환자에게는 어머니처럼 헌신적으로 봉사하고, 의사에게는 부인처럼 절대 복종하며, 보조 인력에게는 엄하지만 친절한 가정관리인으로 대하기를 기대하였고, 여러 나라에서 지금도 여전히 이런 기대를 갖고 있다.

이런 패턴은 약간의 차이는 있지만 많은 간호사들이 높은 수준의 교육을 받고 넓은 범위의 기술을 획득하였음에도 불구하고, 그리고 간호지도자들이 간호를 자율적인 전문직으로 만들려고 노력하였음에도 불구하고 여전히 지속되고 있다.

진료패턴이 의사 중심적인 형태에서 '보건의료팀'이 중심이 되는 방식으로 바뀌며, 간호사가 자율권을 획득하지 않는 한, 그리고 가장 중요하게는 정부가 공식적인 보건의료체계 안에서 차지하고 있는 간호와 조산인력의 역할을 제대로 인정하지 않는 한, 간호 전문직의 모든 잠재력은 충분히 실현되지 않을 것이다.

그러나 일부 국가에서는 일부 요인이 이미 중요한 변화를 보이고 있다. 이 중에는 간호사 교육기회의 확대, 여성운동, 사회의 탈의료화, 간호사가 보건의료체계 내의 정책결정 단계에서 의사결정에 참여할 기회의 확대 등이 있다.

간호행위와 간호교육의 발전

여성은 항상 사회에서 돌보는 역할을 수행하여 왔다. 어린이를 양육하고 다른 가족들을 돌보고 더 나아가 친구, 이웃과 지역사회를 돌보아 왔다. 대부분의 문화권에서 이렇게 중요한 활동은 여성적인 것으로 정형화되어 있다. 즉 사회는 그런 활동을 수행하는 사람에게는 여성적인 특성이 요구되는 것으로 가정하였다.

양육이라는 기능을 수행하는 활동이 보수를 받는 노동으로 제도화될 경우, 일반적으로 여성이 이 활동을 수행하게 되며, 보수는 매우 적다. 아마도 간호는 다른 어떤 여성적인 직업보다도 사회적으로 여성의 기능이라고 간주되었던 것이 제도화된 대표적인 직업일 것이다.

간호가 보수를 받는 직업으로 가장 먼저 제도화된 서구 국가에서 간호는 기본적으로 두 가지 형태를 띠고 있다. 첫 번째는 비용을 지불할 수 있는 사람들의 가정에서 간호사(live-in nurse)가 서비스에 대한 보수를 지불받으면서 사적으로 수행하는 간호이고, 두 번째는 종교조직에 속한 여성이나 하인들이 특수시설이나 수용소에서 제공하는 간호이다. 유럽의 여러 지역에서는 20세기에 들어서 성직자 수가 감소하여 수녀들이 일반 간호사들로 대체되는 현상이 일어났다(11).

초기에는 공식적인 간호 수련은 존재하지 않았다. 간호사는 가정에서 어머니에게서 배우거나, 가사일이나 업무의 경험을 통해서 배운 기본 가사와 돌보는 기술을 사용하였다. 간호사의 의무는 본질적으로 가정주부의 의무이자 하녀의 의무였고, 이것은 의사와 간호사 관계에도 반영되었다. 의사는 남성이고 교육수준이 높고 일반적으로 부유한 계층에 속하고 있는 반면, 간호사는 여성이고 교육수준이 낮으며 공식적인 훈련도 받지 않았고 가장 낮은 사회계층 출신이었다. 1860년까지는 의사와 간호사의 관계는 상당히 분명히였다. 간호사는 '의사나 외과의사의 권력에 철저히 복종하여' 일하는 '의료 기술을 가진 하인'이 되어야 했다(14).

현대 간호의 등장

공식적인 간호사 수련제도의 도입은 현대 간호 등장의 시발점이었다. 19세기 후반, 간호계는 수련제도의 도입, 모집에서의 변화, 조직

에서의 변화, 병원행정에서의 변화 등 전반적인 개혁이 진행되었다
(2). 간호개혁은 의료 지식이 확대되고 의사나 다른 사람들이 침상
진료(bedside care)의 중요성을 인식하게 됨에 따라 생겨난 것이다.

1860년은 런던에 있는 성토마스병원의 나이팅게일 간호학교에서
첫 번째 학생을 받은 해이자, 영국에서 현대 간호가 시작된 해였다.
이 첫 번째 간호학교는 병원의 통제를 받지 않았고, 자체적인 기금
과 이사회가 있는 분리된 기관이었다. 이 학교에서는 소액의 봉급을
받는 견습간호사와 봉급을 받지 않고 학비를 내는 '숙녀학생'라는
두 종류의 여성이 있었다. 견습간호사는 노동계급 출신이었고, 숙녀
학생은 상류계급 출신이었다. 나이팅게일은 중류계층 여성이 간호를
하기를 바랐지만 이 기대는 완전히 어긋났다. 아벨-스미스(2)는 그
이유를 중류계층의 근본적인 보수주의 때문이라고 가정하였다. 노동
계급에게 있어서 간호는 가사노동의 대안이었으며, 숙녀학생에게는
남성에게 완벽하게 종속되지 않으면서 의사결정권을 갖는 지위를
획득할 수 있는 흔하지 않은 기회였다(42).

나이팅게일은 간호직을 의사직에 종속된 것으로 보지 않고, 의사
와 연계된 독립적이고 자율적이며 품위 있는 직업으로 생각하였다.
그녀는 1867년에 "가정 내외의 간호에서의 전체적인 개혁은 간호에
대한 모든 권력을 남성의 손에서 훈련받은 여성 지도자의 손으로 옮
겨 그녀가 모든 책임을 지도록 하는 것이다"(42)라고 썼다. 따라서
그녀는 간호를 순교자, 고해자, 또는 구원의 천사로 보는 낡고 감정
적인 개념과 '타고난 간호사'의 개념에 반대하였다. 그녀는 간호를
복잡한 상황에 직면하여 도덕적·육체적 지구력과 지성을 요구하는
(56), 위엄 있고 꼭 필요하며 책임 있는 직업으로 보았다. 결국 그녀
는 무지하고 훈련받지 못한 간호사를 거부하였다.

나이팅게일은 또한 보건의료는 육체적·정신적으로 건강한 환경을
제공하는 데 기반을 두어야 한다고 믿었다. 이런 건강한 환경은 진

료과정의 필수 요소이며, 의사의 화학요법과 외과적 치료에 도움이
된다고 믿었다.

간호사 면허제도

전 세계적으로 간호는 도제제도를 통해 배우는 것이라고 생각되
어 왔지만(39), 20세기에 들어서면서 의료가 점차 제도화되고, 이와
더불어 기술을 가진 간호인력에 대한 수요가 늘어나게 되자 일부 국
가에서 훈련받은 간호사에게 면허를 주어야 한다는 운동이 활발히
전개되기 시작하였다. 라틴 아메리카에서는 20세기 중반에 이런 추
세가 나타났다. 교육체계의 혼란으로 교육받은 간호사와 교육받지
않은 간호사간의 구별이 없는 상황이었기 때문에 이런 운동은 불가
피했다(8).

일부 국가에서는 간호사 면허제도를 반대하였다. 의사들은 이렇게
되면 간호사 지원자의 수가 줄어들고 결국 간호사가 부족하게 될 것
이라는 이유로, 간호사의 면허제나 간호가 하나의 독립된 직업으로
확립되는 것에 반대하였다.

이 시기에 가정 안에서의 사적인 진료 수요는 여전히 무척 많았
으며, 간호사의 공급이 제한되면서 사적인 수요는 보건기관과 경쟁
을 하였다. 당시의 의사들은 간호가 가사일과 다를 바 없다고 생각
했기 때문에, 훈련받지 않은 간호사를 고용하여 자신이 훈련시키는
것을 그다지 어려워하지 않았다. 또한 간호직 안에서도 면허제를 반
대하는 사람이 있었다. 간호부장들도 교육받은 간호사들이 모두 면
허를 받는다면 그들의 힘이 줄어들거나 지위를 잃게 될까봐 두려워
했다.

미국에서는 면허제 운동을 활성화하기 위하여 두 개의 전국적인
간호조직이 여러 주에서 선거권자들을 조직하기 시작하였다. 각 주

에서 조직원들이 로비 활동을 하였고, 1903년에 북캐롤라이나의 간호사들이 간호 면허법을 통과시키는 데 성공하였다. 다른 주도 차례차례 북캐롤라이나 주의 선례를 따랐으며, 1923년에는 모든 주에서 간호사 면허법이 제정되었다. 잉글랜드와 웨일즈에서도 1919년 간호사 면허가 법제화되었다. 원래의 면허법에서는 간호행위의 범위를 정의하지 않았다는 사실은 흥미로운 일이다. 불로흐(8)에 따르면 "'등록된 간호사(registered nurse)'라는 용어는 어떤 특정한 형태의 행위에 종사하는 사람이라기보다는 일정한 간호 프로그램을 마치고 면허시험을 통과한 사람을 규정하는 말이었다"고 한다. 이것은 교육과정을 강조한 것이고 초기의 개혁 활동은 주로 등록된 간호사의 교육수준을 올리는 데에 주안점을 두고 있었다.

간호사의 역할: 사회·문화적 환경의 반영

플로렌스 나이팅게일은 간호직을 의사와 밀접히 연결된 자율적인 직업으로 생각하였지만, 이 개념은 그 시대의 보건의료 구조에서 이득을 보면서 의사에 종속된 존재로서의 간호사 개념을 영속화하려고 한 사람들에 의해 의도적으로 곡해되었다. 동시에 간호사에게는 자기 이해를 다른 사람을 돌보는 데 종속시키도록 요구하였다(11). 여성을 열등하다고 보는 사회체계가 반영되어 간호사를 종속자로 만들 필요가 있었고, 간호직은 남성의 위신과 활동영역을 보호하기 위하여 상업적·사회적·직업적·재정적으로 그리고 정치적으로 착취당했다. 그뿐 아니라 보건산업의 이익을 얻도록 병원에 값싼 인력을 제공하기 위하여, 간호교육 과정에서도 간호사가 종속되어 있다는 점을 교육하였다. 간호의 복종은 단순히 여성이 참정권을 갖고 있지 못하던 1차대전 이전 시대의 일반적인 문화적 원규(mores)를 반영하는 것이다.

플로렌스 나이팅게일은 간호에 대한 통제는 간호사에게 귀속되어야 한다고 주장하였지만, 환자에 관한 의사의 권위에 도전하려고는 하지 않았다(8). 간호사의 독립적인 기능은 본질적으로 하녀의 기능이었다. 환자 진료를 제공함에 있어서 간호사는 완전히 의사의 관할권 아래에 있었다.

그러나 플로렌스 나이팅게일 자신은 의사가 되려고 한 여성을 "그들은 남자가 되려고 하는 것이며, 성공한다고 해도 겨우 3류 남자가 될 뿐이다"(16)라고 헐뜯었음에도 불구하고, 여성해방운동이 발전되면서 많은 여성들이 의학교육을 받으려고 하였다.

국제간호사협회(International Council of Nurses)

플로렌스 나이팅게일이 죽기 전, 전 세계의 교육받은 간호사들은 국제간호사협회라는 자율적인 조직을 만들었다. 이 조직은 오래지 않아 현대적인 간호운동을 촉진시키는 효과적인 매체가 되었다. 1900년 7월 국제간호사협회는 헌장을 만들었으며, 그 내용의 일부를 소개하면 다음과 같다.

우리 전 세계의 간호사들은 우리들의 생각과 감정과 목적이 일치되면 우리 직업의 최고선이 증대될 것이라는 점을 진지하게 믿으면서, 아픈 사람의 효율적인 진료를 확대하고, 간호 전문직의 명예와 이익을 보장하기 위하여 연맹을 결성한다.

조직이 발전하고 '전문직'이라는 단어가 함축하고 있는 표준과 책임에 대해 지도자들이 진지하게 고려함에 따라 다른 목표도 추가되었다.

국제간호사협회의 목표와 회원 요건에서는 간호 지도력에 의한 자치의 원칙을 강조하며, 간호사를 전문직업인이며 주관 있고 자발

적인 인간이자 한 시민으로 개발하고, 간호서비스와 교육의 질을 향
상시키고, 간호사의 윤리적·사회적·경제적 지위를 향상시키기 위한
결정적 요인을 더욱 강조하고 있다.

1901년 버팔로에서 열린 국제간호사협회의 회의보고서에는 직업
의 선도자로서의 정신과 이상이 잘 드러나 있다. 그 내용은 다음과
같다.

국제간호사협회의 본질적인 정신은 자치의 정신이다. 자신의 직업을
존중하고 자신을 진지하게 받아들이는 간호사는 이제 보호의 시대는 가
고 이제 전 세계에서 여기 존재하는 많은 사람들이 지금 제기하고 있는
것처럼 여성이 이런 지위를 점유할 수 있으며, 스스로를 통제할 수 있다
는 것을 이해하기 시작하였다. 우리는 또 개인적으로도 그런 것처럼 직
업에서도 최고와 최대의 완성은 우리가 스스로를 통제할 때만 가능하다
는 것을 알고 있다. 어떤 보호 아래에서는 누구도 그 안에 있는 최고의
것을 획득할 수 없다. 그뿐 아니라 이런 회의를 통해 전 세계의 간호사가
서로 만나 의견을 교환함으로써 간호사에 대한 견해를 넓히고 공감대를
확대시키며 더 훌륭한 인간으로 만들 수 있다.

국제간호사협회의 초기 문건에서 강조되었던 것은 간호직을 고유
의 권리를 가진 전문직으로 인정하는 것이었지 의사의 권위나 동시
대 의료의 효과에 대한 문제 제기는 아니었다. 오히려 이런 문제는
수십 년에 걸쳐 보건의료가 발전하고 여성의 지위가 개선된 후에야
제기될 수 있었다.

역학적 변화와 기술 발전

제도화된 보건의료와 현대적인 간호가 등장한 이후 수십 년 동안
간호교육은 병원에 기반을 두고, 질병에 중심을 둔 모델을 따라왔다.
의료기술과 사회적·역학적 변화로 인해 간호사는 필수적인 존재가

되었지만 진단과 처방은 의사의 몫이었고, 간호사는 처치와 관찰만 하였다. 간호 교과과정을 구성하는 지식체는 의학이 발전함에 따라 증가하였고 간호는 돌보는 기능의 복잡성에 대응하여 점차 더 전문화되고 과제 중심적이 되었다. 그러나 간호라는 직업은 여전히 기술진보에 따라 생겨난 전문화된 의사들과 의료의 지배를 받았다.

간호란 무엇인가?

아마도 가장 잘 알려진 간호의 정의는 버지니아 헨더슨의 정의일 것이다(24).

간호 고유의 기능은 아프거나 건강한 사람들이 건강이나 회복(또는 평안한 죽음)에 기여하는 활동을 수행하도록 도와주는 것이다. 만약 사람들이 이 일을 할 수 있을 만큼 강하거나, 이 일을 하려는 의지나 지식이 있다면 그들은 도움 없이도 수행할 수 있을 것이다. 간호는 그들이 가능한 한 빨리 독립을 얻을 수 있도록 돕는 것이다. 그뿐 아니라 간호사는 환자를 도와 환자들이 의사가 지시한 치료방침을 따르도록 한다.

누구를 간호사라고 불러야 하나?

국제간호사협회는 간호사를 다음과 같이 정의하였다.

간호사는 기본적인 간호교육을 수료하고 국가로부터 간호업무를 수행하도록 자격과 권위를 부여받은 사람이다. 기본간호교육은 공식적으로 인정받은 학습프로그램으로, 간호업무수행을 위한 폭넓고 충분한 기초를 제공하는 한편, 기본간호교육 이후 교육과정에서는 특정한 능력을 개발시킨다. 기본간호교육에서는 행동과학, 생명과학, 간호학을 가르치고 임상경험을 쌓게 함으로써 간호사들이 효과적인 처치와 돌보기를 감독하고 지도적 역할을 수행할 수 있도록 준비시킨다. 기본간호교육을 받은 간호사는 건강증진, 질병예방, 환자진료와 재활의 모든 상황에서 간호진료를 기획·제공·평가할 책임이 있으며, 보건의료팀의 한 구성원으로서 기능한다. 기본간호교육 이후 교육과정을 개설하고 있는 나라에서는 간호이론과 임상진료의 연구를 통하여 기본간호교육을 마친 간호사의 감독 아래서 협력하여 간호진료를 제공하도록 한다.

간호지도자들은 최근에 누가 간호사이고 누가 간호사가 아닌지를 분명히 하고 '간호(nursing)'를 구성하는 것이 무엇인지 명확히 하려고 노력해 왔다. 일부 국가에서는 간호대학을 졸업한 간호사만이 전문 간호사(professional nurses)로 인정하고, 병원에 기반을 둔 간호학교를 졸업한 사람들은 기술 간호사(technical nurses)로 인정하고 있다. 또 다른 나라에서는 전문 간호사는 적어도 12년의 일반교육에 3년의 간호교육을 받은 사람을 말하고, 9년간의 학교교육에 3년의 간호교육을 받은 사람은 (같은 수준의 교육을 받은 간호사는 다른 곳에서는 전문 간호사라고 불림에도 불구하고) 보조 간호사(auxiliary nurse)라고 불린다. 여러 등급의 간호 인력이 있는 나라의 경우에도 기능과 역할이 등급별로 크게 다르지 않고 거의 비슷하다. 비록 등급에 따라 업무의 질이 다르지만 일반 대중은 누가 무슨 일을 하는지 거의 알지 못한다. 대중들은 교육기간과 무관하게 간호사는 모두 다 같은 간호사라고 생각하기 때문에 간호사의 일반적인 평판은 간호사의 대다수를 차지하고 있는 보조등급의 인력[6]의 업무 수준에 의해 정해진다.

간호사와 간호에 대한 현재의 개념

간호사의 이미지를 사회계급, 직업으로서의 간호의 지위, 대중이

---

6) 여기서 언급하고 있는 수준은 훈련 정도에 기반한 수준이고, 보건의료의 제도적 수준과는 다르다.

간호교육과 간호사의 확대된 역할을 어떻게 보는가와 관련시켜 연구한 사례는 많으며, 연구결과는 주로 간호에 대한 전통적인 견해를 뒷받침하고 있다. 즉 간호사는 의사를 보조하며, 병원에 소속되어 일하고, 업무의 성격이 기술적이라는 점이 강조된다.

오스트레일리아의 퀸스랜드에서는 간호사와 일반인들이 간호사와 간호에 대해 무엇을 알고 있으며, 어떻게 생각하고 있는지를 알아보는 연구를 수행하였다(66). 연구 결과, 환자를 씻겨주고 약을 주고 상처를 치료해 주고 활력증후(vital sign: 혈압, 맥박, 호흡수)를 점검하고 응급치료를 하는 분명한 간호사의 활동에 관해서는 두 집단간 큰 차이가 없었다. 그러나 일반인들은 환자진료를 계획하고 환자를 교육하며, 환자 자신이나 다른 의료전문직과 환자의 진료에 대해 논의하는 등 간호사의 자율적인 활동을 알지 못하고 있었다. 이 외에도 두 집단간 인식의 차이를 보인 활동은 일반적으로 의사와 관련된 것과 기술적인 것이었다.

여성이 가정 밖에서 임금노동에 종사하는 것을 제한하는 문화적 전통이 강한 나라에서는 간호사에 대한 대중들의 이미지가 특히 부정적이다. 그 결과, 이런 국가에서는 가장 낮은 사회계층의 여성이 간호기능을 수행하고 있다. 간호가 처음 등장하던 초기 시절을 연상시키는 상황이다. 예를 들어 이집트의 간호사와 간호교사들은 직업의 지위가 낮다는 점이 큰 문제이다. "대학 안에 간호 학사, 석사, 박사제도를 개설하고 있는 카이로와 알렉산드리아에서는 간호직에 대한 사회적 인식이 좀 나은 편이다. 그러나 젊은 여성이 간호를 선택하여 공부하는 일은 드물다. 간호학교에 들어오는 사람들은 사회적 지위가 높은 의학이나 법학과 같은 다른 과목을 선택할 만큼 성적이 높지 않은 학생이며, 그들은 간호사가 되기 위해서가 아니라 대학 학위를 얻기 위해 간호대학에 들어온다"(51). 아랍 국가에도 비슷한 문제가 있으며, 그 결과 간호직에 들어오려는 여성의 수가 부족하다.

오늘날 보건의료가 점점 더 복잡해지고 이에 따라 간호직도 크게 발전하기는 하였지만 아직 대중이나 공식적인 보건의료체계로부터 이런 사실을 인정받지 못하고 있으며, 적당한 보상이나 평가를 받지도 못하고 있다.

간호와 여성운동

1960년대 선진국에서 분출된 페미니즘은 의사직의 간호직에 대한 지배에 문제를 제기하였다. 대체로 여성의 교육수준이 과거보다 높아졌고, 좋은 직업을 가지려는 기대도 커졌으며, 개인적인 기대도 커졌다. 그뿐 아니라 간호사들은 의사의 교육과정에 종속된 간호사 교육과정의 문제를 제기하고, 의사에 대한 복종의 전통에 의문을 제기하고 있다. 여성으로서의 간호사는 간호가 보건의료체계에 기여하는 바와 여성이 사회의 건강에 공헌하는 바를 재평가하기 시작했다. 페미니스트-간호사의 의견에 의하면, 이것은 간호사가 보건의료체계 구조에 도전함으로써 간호 본연의 역할을 포기한다는 의미는 아니라고 한다. "우리는 우리 자신의 합리적인 필요에 대한 역할을 갖고 있습니다. 이런 필요와 관심과 재능을 여타의 사람들에게 팔아버림으로써, 또 이차적인 역할을 계속 고집함으로써 우리는 우리가 부적절하다는 사실을 매우 잘 알고 있는 사회적, 경제적, 정치적 체계를 영속시키는 데 도움을 주고 있습니다. 따라서 간호사들은 태만에 의해 부적절한 보건의료체계에 기여하고 있습니다"(50).

마가렛 소비에(53)는 직업으로서의 간호의 오랜 발전과정을 여성의 직업으로서의 전통적인 이미지와 직접 연결시켜 설명하고 있다. "간호사는 이제 과거의 사회적 조건을 알고 있으며 집단적으로 자신들의 힘을 발휘하려고 활동하고 있다. 간호사들은 정치적인 활동 조직을 만들었으며, 일상적으로 단체 교섭을 벌이고 있다. 이들은 표준진료에 필수적인 조건이나 고용조건에 대해 협상하며, 성취 가능한 목표를 정하고, 전략을 정하고 일정을 세운다. 간호사들은 이런 과정을 통해 변화 과정에 있는 직업은 창조적인 용기를 필요로 한다는 사실을 배워가고 있다."

사실 일부 국가에서는 페미니스트 운동이 간호직에 깊은 영향을 미쳤다. 그러나 문화적·사회적 및 정치적 이유로 인해 간호사가 여성 운동과 연계하여 활동하지 못하거나 연계된 활동을 하고 싶어하지 않는 경우도 있다.

간호 지도자가 여성운동과 연계된 활동을 할 위치에 있지만 그렇게 하기를 주저하고 있는 곳에서는 그 이유가 무엇인지 추측해 볼 수 있을 뿐이다. 간호 지도자들이 여성운동의 현재 효용이나 잠재적인 중요성을 충분히 알지 못하거나 여성운동의 목표와 방향에 대해서 확신하지 못하거나 경계하기 때문일 수도 있다. 그들은 여성운동에 참여함으로써 그들이 의료직이나 잠재적인 지지자로부터 따돌림을 받지 않을까 걱정하거나 의료계의 주류로부터 보복을 받지 않을까 두려워 하기 때문일 수도 있다.

현재 간호 지도자들은 '여성적인 것'인 양육 측면을 개발하는 데 필요한 전략과 동시에 전통적으로 '남성적인 것'으로 특징지어진 고위 의사결정에 참여하는 데 필요한 전략이라는 명백히 갈등적인 두 가지 전략을 통합해야 한다는 딜레마에 직면하고 있다.

이와 관련하여 간호사와 간호지도자들은 무엇이 돌보기(care)에서 벗어난 운동인 것처럼 보이는가에 대해서 진지한 관심을 표현했다는 점을 지적할 수 있다. 간호 문헌을 살펴보면 「간호에서의 돌보기 ─우리는 빗나가 있는가?」와 같은 제목으로 돌보기의 본질에 의문을 제기하는 논문이 많이 있다(37). 또한 콜리에르(M.-F. Colière)는

"돌보는 기능(caring function)은 사회적·경제적 가치가 전혀 없는 종속적인 기능이 되어 왔으며, 의학적 압력의 영향으로 인해 돌보는 기능은 치료 기능(treatment function)으로 바뀌어져 왔다"고 주장한다(13).

또한 간호는 의료와 동등한 지위를 얻기 위하여 관리와 행정적인 성격을 더 강조하고 간호 진료(nursing care)를 판단할 때에도 간호 진료가 가진 '여성적인' 특성을 거부하고 남성적인 표준을 수용하는 쪽으로 바뀌고 있다.

마지막으로 간호지도자는 일반적으로 여성들과 마찬가지로 더 이상 '양자택일'을 해야 하는 상황의 희생물이 되어서는 안될 것이다. 그들은 어느 한 가지 전략만을 선택해서도 안되고 선택을 강요받아서도 안된다. 그 대신 이 두 전략의 정합(synthesis)을 달성하기 위해서 투쟁하여야 한다.

간호와 일차보건의료

일차보건의료에 기반한 보건의료체계를 개발하는 데 있어 다양한 범주의 보건의료인력이 지니는 각각의 역할은 국가 수준과 국제적인 수준에서 자주 논쟁되었던 문제이다. 이 중에서도 특히 간호사의 역할에 대해서는 많은 논의가 이루어졌다. 왜냐하면 전 세계적으로 모든 범주의 간호인력이 가장 거대한 보건의료 제공자 집단을 구성하기 때문이다.

간호가 도전해야 할 일차보건의료

일차보건의료는 간호직에서 도전해야 할 가장 큰 과제이다. 가장 중요한 것은 그동안 간호를 개혁할 목적으로 간호 지도자들이 개발하여 온 다양한 전략을 일차보건의료와 결합시켜 시행해 볼 기회를 얻을 수 있다는 점이다. 초기의 간호(nursing practice)는 주로 가정과 지역사회의 개별적인 필요에 초점을 맞추었지만, 그동안 의학기술이 눈부시게 발전하고 현대적인 장비와 기술이 강조되며 병원 업무가 크게 부각됨에 따라 간호의 초점이 대부분의 간호사의 교육장소이기도 한 병원에 있는 환자 개인으로 변화하였다. 간호사는 간호가 의료화됨에 따라 사실상 간호의 기본적인 특성이 변화되고 있으며, 그에 따라 의사의 간호에 대한 장악이 강화되고 있다는 것을 제대로 인식하지 못해 왔다.

일차보건의료는 가장 잘 훈련받고 쉽게 이용 가능한 인력을 필수적인 일차보건의료 활동에 활용할 필요가 있다는 점과 구성원간의 협동작업을 강조하고 있다. 따라서 간호직은 일차보건의료를 통해서 간호의 가치를 입증할 기회를 얻을 수 있다. 각국의 정부에서 일차보건의료를 통해 2000년까지 전 국민의 건강을 달성하겠다는 목표를 정함에 따라 간호의 '돌보는' 특성은 다시 활성화되었다. 이렇게 되면 여러 가지 사항을 가정해 볼 수 있다. 보건의료가 탈의료화됨에 따라 간호가 개인, 가족 및 지역사회의 건강 개선에 중요하게 기여할 수 있다는 사실을 간호사들이 확신할 수 있을 것이다. 그뿐 아니라 간호사의 교육수준이 개선되고 여성운동이 활성화되면 간호사들이 이런 확신을 갖는 데 도움이 될 것이다.

간호가 일차보건의료를 수행하는 데 적극적으로 나서게 되면 다음과 같은 것이 보장될 것이다. 먼저, 일차보건의료는 보건의료부문에서 적절한 지위를 차지하게 될 것이다. 다음으로 간호사는 전통적인 기능을 수행할 뿐 아니라, 병자나 장애자들을 검사하고 보건문제의 원인을 결정하고, 지역사회의 예방 가능한 주 질병뿐 아니라 급성 질환도 치료하는 과제를 수행하는 데 필요한 태도, 기술 및 지식

을 배워 이런 과제를 수행할 것이다. 마지막으로 인적·물적 및 경제
적 자원이 우선순위에 따라 분배될 것이다.

전 세계의 간호사가 이 도전을 받아들여 성과를 거두고 있다는 증
거가 많이 있다. 말레이시아에서는 농촌이나 고립된 지역사회는 주로
간호사를 통해 공식적인 보건의료체계와 접촉하게 된다. 말레이시아
는 영국식 법령을 채택하였으므로 간호가 여성의 직업으로 잘 정립
되어 있다. 말레이시아는 농촌 인구가 많은 반면 의사들은 농촌 지역
에서 진료하기를 꺼려하기 때문에, 간호사는 농촌에서 폭넓은 역할을
하게 되었다. 사람들은 잘 인식하지는 못하지만 그들에게 이런 폭넓
은 역할을 기대한다. 말레이시아의 사례는 독특한 것이 아니다.

브라질, 칠레, 콜롬비아, 코스타리카, 에콰도르, 온두라스, 멕시코,
파나마 등 라틴 아메리카의 여러 국가들에서는 이미 다음 원칙에 따
라 간호 교육과정이 바뀌고 있다.

□ 간호교육의 주된 목표는 개인의 건강이 아니라 지역사회보건
   이다.
□ 보건의료인력을 훈련하기 위한 일반적인 장소는 지역사회보건
   시설이다.
□ 간호학생의 훈련은 가능한 한 문제해결 및 행위를 통한 학습
   (learning-by-doing)이라는 개념에 기초하여야 한다.

콜롬비아에서는 1956년에서 1963년까지 유니세프(UNICEF)와 세
계보건기구의 후원 아래 콜롬비아 보건부 주관으로 보건의료서비스
의 통합을 위한 시범사업을 벌였다. 이 사업은 공중보건 간호사와
공중보건 조산사를 훈련시켜 이들을 집중적으로 활용하는 것이었다
(A Mejia, 미간행 보고서, 1958). 훈련을 받은 간호사들은 곧바로 간
호보조인력의 훈련과 감독 및 전통 산파의 지도에 투입되었다. 이

사업은 오늘날의 보건지역의 전신인 40개 보건소에서 진행되었는데, 이제 콜롬비아 보건의료체계의 기본적인 운영단위가 되었다.

유럽의 경우 세계보건기구 유럽지역사무처에서 1982년에 작성한 문서7)에 간호의 역할이 분명하게 규정되어 있다. 간호사가 일차보건의료의 과제를 맡고 있는 또 다른 사례는 필리핀의 일차보건의료를 증진시키는 데 적극적으로 참여하고 있는 필리핀 간호사협회(Philippine Nurses' Association)이다. 1971년에 약 8,000명 정도의 주민이 있는 취약한 지역사회를 선택하여 프로젝트를 시작하였다. 이 프로젝트는 네 기둥 위에 지붕만 설치한 구조물에서 시작하였지만 간호사협회에서 고용한 전일제 간호사가 일을 하고 지역사회의 전폭적인 지원과 협조를 얻었다. 이 가건물은 1년 안에 바랑가이 보건소(Barangay health center)로 발전하였고 지역사회의 다목적 공간이 되었다. 1981년까지 간호사는 16명의 보건일꾼을 훈련시켰고, 이들 중의 일부는 벌써 다른 사람을 훈련시키고 있다. 보건일꾼은 보건소의 직원이 되어 객담검사와 같은 임상검사와 간단한 건강검진 등의 기본 보건의료서비스를 제공하였다(41).

국제간호사협회는 각국의 간호사가 최근에 수행한 활동에 대한 보고서(38)를 준비하였고, 이어서 간호사를 일차보건의료의 지도자로 양성하는 문제를 주제로 지역 워크숍을 개최하였다. 75개국에서 연인원 253명의 간호사(각국의 간호사협회 회원이나 기타)가 6번에 걸쳐 개최한 2주 기간의 워크숍에 참석하였다. 참석자들은 각자의 국가에 돌아가서 워크숍 기간 중에 논의된 주제와 관련된 프로젝트를 수행하기로 다짐하였다. 참석자의 60%는 이 워크숍 이후의 프로젝트에 대해 보고하였다. 워크숍 이후에 각국의 간호사들은 간호사

---

7) M. Farrell & B. Flynn, *The role of nursing in the primary health care team in Europe*. WHO Regional Office for Europe, unpublished document No. 00825, 1982

들을 위한 일차보건의료 워크숍(가나, 기아나, 인도, 에소토, 리베리아, 말라위, 나이지리아, 파라과이, 페루, 푸에르토 리코, 시에라 레온, 스리랑카, 탄자니아, 자이레, 짐바브웨)을 비롯하여 간호교육과 실제 간호에서 무엇이 변화할 필요가 있는가를 찾거나(베닌, 코스타리카, 에콰도르, 파나마, 토고, 우간다), 보건부와 긴밀한 관계를 수립(바하마, 온두라스, 모리셔스, 세이셸, 스와질랜드)하는 등의 활동을 하였다.

제한점

일반적으로 간호사들은 한 보건의료체계에서 보건의료의 대부분을 제공해왔으며, 앞으로도 계속 제공할 것이다. 1983년 36차 세계보건총회의 결의문(WHA36.11)은 모든 나라에서 간호인력과 조산인력은 보건의료서비스를 제공하고 일차보건의료를 효과적으로 개발하기 위한 대중의 의견 수렴에서 중요한 역할을 하고 있다는 점을 지적하였다. 또 결의문에는 간호사들은 여러 나라에서 일차보건의료 일꾼을 훈련하고 감독하는 데에도 무척 중요한 역할을 하고 있으며, 따라서 이러한 간호사들의 활동은 이 방향의 활동을 활발하게 수행하기 위한 기반으로 이용될 수 있는 보건의료팀 작업이나 보건의료팀 개발의 좋은 사례가 될 수 있다고 지적하였다(64). 그러나 각국 정부나 국제 단체에서는 간호사가 중요한 역할을 수행하고 있다고 선언하였기는 하지만 그것은 서류상의 선언일 뿐인 경우가 많다. 실제로 정부에서 간호사와 간호의 상황을 개선시키기 위한 권고사항을 시행한 경우는 거의 없다. 그뿐 아니라 이런 권고사항은 간호 분야 안에서 간호 부분에 변화가 필요하다는 것을 지적하기 위해 인용되는 경우가 대부분이고, 일반 사회에서 여성의 일에 대한 사회적 가치를 변화시킬 필요가 있다는 사실을 강조하기 위해 언급되는 경우는 거의 없다.

여러 문서나 보고서에서는 간호직이 인류 모두의 건강이라는 목표에 충분히 기여할 수 없게 만드는 제약점으로 주로 간호교육과 간호 및 법률과 관련된 사항들을 들고 있다. 지난 수십 년 동안 간호교육과 간호는 치료기능만 강조하였고, 간호사들이 일차보건의료를 효과적으로 수행하는 데 필요한 특정기술은 무시하여 왔다. 그 기술은 다음과 같다. 문제를 밝혀내어 규정하고 해결하며, 다른 보건의료 요원과 지역주민들과 협력하여 일하며, 보건의료 필요를 결정하는 데 역학적 방법을 적용하며, 업무를 위임하고, 다른 보건의료일꾼을 감독, 훈련, 평가하며, 서비스의 비용-효과를 분석적으로 결정하며, 지도력을 발휘한다.

이밖에 간호사의 면허와 등록에 관한 정책과 법률 역시 중요한 제한점이지만, 일차보건의료에서의 간호의 역할에 대한 보고서에는 이 사항은 거의 언급되어 있지 않다. 대중을 보호하려면 보건의료의 여러 직종에 대한 규제는 필수적이다. 그러나 전 세계적으로 간호에 대한 국가의 규제 정책은 시대에 뒤떨어져 있으며, 부적절하거나 아니면 없는 경우도 있다. 세계보건기구 동지중해 지역사무처의 정보에 따르면 이 지역의 23개국 중에서 간호교육과 간호를 규제하는 특수 기관이 있는 나라는 키프로스와 파키스탄뿐이라고 한다. 유럽외 간호/조산 서비스와 교육에 관한 법률을 검토한 세계보건기구 연구모임의 보고서(63)에 따르면 기존의 법은 간호의 발전을 저해한다고 결론지었다. 그 내용은 다음과 같다.

① 간호에 관한 법은 간호서비스의 제공보다는 치료의학의 지원에 관한 내용으로 이루어져 있으며, 보건의료서비스의 간호/조산 요소에 종속적인 지위를 부여하고 있다.
② 거의 모든 나라에서 간호서비스와 교육에 대한 법적 통제는

간호사가 거의 없거나 전혀 없는 위원회에서 결정한다. 간호교
육은 국가교육체계에 속하지 않은 채 외부에 있다. 관련 학위는
인정받고 있지 못하며, 연구나 업적에 관한 간호사들의 전문적
활동은 무시된다.

③ 법률에는 간호 그 자체의 교육에 관한 조항이 거의 없다. 기본
간호교육을 받으려는 응시자에게 요구하는 교육수준이 차이가
나기 때문에 이에 따라 첫 번째 수준의 간호진료자의 범주가
다양함에도 불구하고, 의료전문직에서의 보수교육을 중시하고
있을 뿐, 간호에 대해서는 강조가 주어지고 있지 않다. 일부 국
가에서는 첫 번째 수준의 간호인력과 두 번째 수준의 간호인력
의 교육과정에 관하여 입학요건과 교육기간 등의 분명한 차이
를 둘 필요가 있다.

④ 유럽 지역의 거의 모든 나라에서 면허를 갱신하기 위한 요건이
없다. 면허는 일생동안 지속되며 일정한 기간마다 자격의 최소
기준이 지속적으로 유지된다는 증거를 제공할 필요도 없다. 여
러 범주의 간호보조인력을 모두 '간호사'라는 이름으로 부르는
것과 같이 법 조항이 지켜지지 않음으로 해서 간호 서비스의 발
전이 제한된다. 결국 간호사라는 말이 함축하고 있는 간호 서비
스의 질과 간호사의 대중적 이미지를 보호하는 데 실패하였다.

위에서 언급하고 있는 사항은 전 세계적인 간호 상황에 적용할 수
있다. 간호사들이 자신의 직업을 통제하지 못하는 한 간호사는 교육
내용과 진료에서의 지향점을 변화시킬 수 없을 것이다. 이것은 다시
말해 정부가 통제할 필요가 있는 것을 누가 통제하느냐의 문제이다.

간호사들이 통제권을 갖고 있지 못한 전형적인 사례로 오스트리
아를 들 수 있다. 오스트리아의 법에는 모든 간호학교는 의사의 지
침에 따라야 하고, 병원이나 정신병원과 연계를 맺고 훈련을 하여야

한다고 명시되어 있다. 오스트리아 의사의 대다수가 남자이고 간호사의 대다수는 여자이기 때문에, 그리고 법은 주로 남자에 의해 만들어지기 때문에, 이들이 법을 변화시키려고 하지 않는다는 것은 전혀 놀라운 일이 아니다. 알마아타 선언을 승인함으로써 자립의 개념을 지지했던 정부 역시 이 원칙을 간호직으로 확대하는 데 관심이 없거나 그렇게 하지 않으려고 한다는 것은 모순이다.

모든 보건의료일꾼의 성취도는 또한 일반적인 생활조건과 노동조건의 영향을 받는데, 특히 농촌과 고립된 지역에서는 일반적으로 생활조건과 노동조건이 좋지 못하다. 국제노동기구는 1977년 국제노동회의에서 채택된 협정 149호에서 간호사의 고용과 노동조건을 다루었다. 이 협정에서는 특히 간호, 참여, 경력 개발, 보수, 노동시간과 휴식기간, 사회보장, 간호학생 및 국제 협력에 대한 권고사항을 담고 있다(31). 현재 이 협정을 비준한 나라는 19개국에 불과하다. 다른 보건의료 직종에서 일반적인 조건을 간호인력을 위하여 제시하고 있을 뿐인 이 협정을 비준하는 데 정부가 왜 그렇게 주저하는지 의문을 제기해 봐야 할 것이다.

제한점을 극복하기 위한 간호직의 활동

간호지도자들은 간호직의 한계를 극복하려면 국가적 및 세계적 수준에서 일반적인 보건의료와 간호에 대한 정책 변화가 필요하다는 것을 알고 있다. 따라서 그들은 관련된 국제, 국가, 지역 및 지방의 행정 기관에 능력있는 간호사들을 배치하기 위해서 여러 가지 노력을 하고 있다. 그 한 예로 캐나다의 간호지도자가 정부에 영향을 미치려고 시도한 적이 있었다. 1980년 캐나다 국립간호사협회는 정부에 72쪽 분량의 보건의료체계의 변화를 위한 제안서를 제출하였다. 그 권고사항 중 일부를 아래에 소개한다.

□ 일차보건의료 서비스의 개발을 자극하고, 새로운 활동을 할 수 있도록 하며, 자격있는 보건의료인력을 보다 적절하게 이용할 수 있도록 하는 의료보험계획이 등장할 수 있도록 법을 개정하여야 한다.

□ 지역사회에 기반을 둔 더 나은 예방, 진단 및 응급의료 프로그램을 이용할 수 있도록 하여야 하며, 이런 프로그램에의 접근은 의사뿐 아니라 간호사를 통해서도 이루어져야 한다.

□ 지역 보건의료체계 밖에서도 보건의료를 받을 필요가 있을 때 동등한 보험 서비스를 받을 수 있도록 전 지역에서 의료보험이 적용되어야 한다.

간호사협회에서 정부에 압력을 넣었음에도 불구하고 권고사항이 실행되기는커녕 제대로 인정받지도 못했다.

간호사들은 그들의 직업에 영향을 미치는 제한점과 추진력을 규명하려고 노력하였다. 간호저널 *RN*에서는 캐나다, 괌, 아일랜드, 푸에르토리코 및 미국에 있는 6,000명 이상의 간호사를 대상으로 간호지도력에 대한 조사를 수행하였다. 조사 결과 간호사들은 전문주의(professionalism)를 권한, 높은 윤리적 표준, 의학지식과 환자에 대한 사랑의 혼합물로 보고 있었다. 또 이 조사에 따르면 간호사들은 직업 등급을 1에서부터 10까지 나누었을 때, 자신의 직업이 높은 쪽에 있다고 생각하며, 가장 중요하게 생각하는 것은 환자의 인식이고, 간호의 발전을 저해하는 것이 병원관리와 미국의학협회(미국의 경우)라고 생각하고 있다(21).

간호와 일차보건의료에 관한 가장 포괄적인 보고서는 아마도 세계보건기구가 1981년에 개최한 모임8)의 결과를 엮은 문서일 것이

---

8) *Nursing in support of the goal Health for All by the year 2000.* Unpublished WHO document, HMD/NUR/82.2, 1982

다. 세계보건기구 모임의 참석자들은 일차보건의료는 분리된 실체가
아니라 지역사회 전체 보건의료의 필수적인 부분으로 보아야 하는
활동지침이자 철학이며, 일차보건의료가 보건의료체계에 있는 간호
진료(nursing practice) 전체로 퍼져야 한다는 데 의견의 일치를 보였
다. 이 모임은 일차보건의료의 제공은 간호진료의 자연스러운 확장
이라는 원칙에 기초하여, 다음과 같은 일차보건의료에서의 간호에
대한 선언을 이끌어냈다.

　　여러 나라의 많은 사람들은 현재 그들의 건강과 사회적 안녕에 대한
기본권을 박탈당하고 있다. 일차보건의료에서 단결된 힘으로 일하고 있
는 간호사들은 이런 결핍을 바로잡고 전 세계의 모든 사람들이 건강하고
생산적인 삶을 영위할 수 있도록 보건의료체계에 변화를 가져올 수 있다.
이 목표를 위하여 간호직은 다음과 같은 단계를 곧 밟아야 하는 절대적
인 과제를 안고 있다.

□ 간호와 교육의 모든 요소에 일차보건의료의 개념을 도입한다.
□ 간호가 지역사회의 긴급한 필요성과 긴밀히 관련되도록 한다.
□ 대상자들이 직접 자신의 보건 필요를 규명하고 자신의 보건의
　료를 기획하고, 제공 및 평가하는 데 참여하도록 적극 촉진한다.
□ 간호사들은 사회적 책임과 창조력을 발휘하여, 지역사회의 모
　든 주민이 일차보건의료를 이용할 수 있으며 일차보건의료에
　쉽게 접근할 수 있으며, 이를 수용가능하도록 만든다.
□ 보건정책을 수립하는 데 적극적으로 참여하며, 정부·비정부조
　직 기타 보건관련조직이 자금을 배분하고 우선순위를 설정하고
　적절한 결정을 내리도록 영향을 미친다.
□ 보건의료에서 간호인력이 합리적으로 분포되고 서로 통합될
　수 있도록 강력한 활동을 전개한다.
□ 지역사회 보건의료서비스의 조정, 통합 및 확장을 촉진한다.

□ 일차보건의료를 위한 대안적인 방법을 제시할 목적으로 개발한 혁신적인 형태의 교육과 서비스를 시험할 수 있는 비용-효과적인 평가방법을 개발하고, 간호와 교육을 강화하기 위하여 보건의료서비스 개발과 행정에 대한 연구를 활발하게 시행한다.

세계보건기구 모임에서는 다섯 가지의 기본전략을 제시하였다.

□ 각 나라마다 일차보건의료에 대해 잘 알고, 간호체계의 변화를 촉진시킬 준비가 되어 있는 간호사 군단을 개발한다.
□ 모든 수준의 정책결정과 관리에 있어서 간호인력을 배치하여 간호직의 활동을 확보하는 데 기여하도록 한다.
□ 간호사는 자신들의 기술을 가지고 일차보건의료를 시행하거나 확대하는 데 참여한다.
□ 간호교육과 진료가 근본적으로 주민들의 우선적인 필요에 부합하도록, 모든 수준의 간호교육을 근본적으로 변화시킨다.
□ 간호행정과 진료 및 교육에 대하여 연구하여, 간호가 일차보건의료에 기여할 필요가 있다는 것을 부각시키며, 이것이 의미하는 바를 분명히 제시하고, 그 결과를 평가한다.

1986년 1월에 열린 세계보건기구 집행이사회 제75차 회의에서 세계보건기구 사무총장은 간호교사와 관리자의 일차보건의료 교육과 훈련에 관한 세계보건기구 전문가 위원회의 보고서를 언급하면서 간호사와 간호를 보는 세계보건기구의 새로운 시각을 다음과 같이 요약하여 설명하였다.

세계보건기구의 회원국이 일차보건의료를 통한 인류 모두의 건강이라는 목표를 달성하기 위해 정책과 전략을 시행하기 시작함에 따라, 이를 성공적으로 시행하기 위해서는 헌신적으로 활동할 사람이 있어야 한다는 사실이 더욱 더 확연해지고 있다. 왜냐하면 일차보건의료를 시행하는 데 필요한 것은 오로지 자신의 이웃에 대한 사랑이기 때문이다. 내가 생각하기에 간호사들은 직업적으로 이런 사랑을 갖고 있어야 한다.

• • •

수백만의 간호사들이 수천 개의 지역에서 일차보건의료에 대해 같은 생각과 신념을 갖고 하나의 힘으로 모일 수만 있다면 그들은 변화의 동력이 될 수 있을 것이다. 나는 이런 변화가 오고 있으며, 우리 가까이에서 일하고 있는 전 세계의 간호사들이 이런 변화를 가져오는 막중한 역할을 하고 있다고 믿는다. 세계보건기구는 인류 모두에게 건강을 가져오는 변화를 위해 활동하는 간호사들을 확고히 지지할 것이다.

이런 변화의 동력이 가진 모든 잠재력을 현실화시키기 위하여 간호사들은 변화에 대한 저항을 물리치기 위해 조직을 구성하여 저항에 맞서 싸울 준비를 갖추고, 초기의 활동을 지속적으로 전개하고 전략과 행동계획을 개발할 필요가 있다. 분명한 것은 간호직은 이런 도전을 맞아들일 준비가 되어 있다는 사실이다.

• • •

간호사가 인류 모두의 건강 운동의 선봉에 서서 활동한다면 집행이사회의 회원들과 나는 다음과 같은 일들이 달성될 것이라고 확신한다.
— 간호사의 역할이 변화할 것이다. 지금보다 더 많은 간호사들이 병원으로부터 그들이 꼭 필요한 지역사회의 일생생활로 자리를 옮길 것이다.

간호사들은 의사이 자원이 아니라 주민의 자원이 될 것이다. 그들은 보다 적극적으로 건강문제에 대하여 주민들을 교육할 것이다.
— 간호지도자들은 사업의 기획과 평가에 점점 더 많이 참여하게 될 것이다.
— 더 많은 간호사들이 일차보건의료팀의 지도자와 관리자가 될 것이다. 이들은 전문가가 아닌 지역사회 보건일꾼을 지도하고 감독하게 될 것이다.
— 간호사들은 보건의료 팀 안에서 의사결정을 하는 책임을 더 많이 지게 될 것이다.

제4장

보건의료 제공에서 여성역할의 강화

앞의 장에서는 남녀의 사회적 역할과 지위, 그리고 보건의료 제공자로서의 남녀의 역할과 지위를 몇 가지 면에서 비교하였다. 사회에서 양성을 분리하고 있기 때문에 양성간에는 기회, 자율, 권위 및 권력 등에서 불일치가 생겨났다. 여성은 남성보다, 보수가 많고 위상이 높은 직업을 가질 수 있는 교육을 받을 기회가 남성보다 더 적다. 이처럼 기회가 불균등하기 때문에 여성들은 자율권이 거의 없고 종속적인 업무를 수행하는 의존적인 직업을 갖게 된다. 또 관리직이나 지도급 지위 및 의사결정과 정책을 형성하는 위치의 사람들은 권위나 권력을 갖게 되는데, 성에 따라 이런 권위에 접근할 수 있는 정도가 크게 다르다. 일반적인 여성의 수와 비교하여 볼 때, 이 영역으로 진출한 여성의 비율은 매우 낮다. 여성이 보건의료 제공자로서 그들의 역량을 완전히 실현하도록 하려면 먼저 여성들이 이차적인 지위를 갖게 만든 요소가 무엇인지 검토하여, 남녀평등을 확대하려면 어떤 행동이 필요한지 알아보아야 한다. 이 장에서는 여성들의 낮은 지위와 관련되어 있는 요소를 네 가지로 보고, 개발도상국이나 선진국에서 이런 요소를 어떻게 다루고 있는지 알아보는 것을 목적으로 삼고 있다. 아래에서 이 네 요소를 차례대로 검토한다.

  □ 성역할 차이(gender role differentiation)
  □ 현대적인 보건의료체계의 구조와 가치
  □ 보건의료 직종의 양극화

□ 여성의 다중 역할(multiple role)과 전체적인 사회의 구조

성역할 차이

성역할 차이는 유년기 초기에서부터 시작되며, 이 시기는 부모의
기대와 사회적인 요구에 따라 소년과 소녀의 행위와 인간적인 특성
(personality characteristics)이 형성되어지는 시기이다. 한 인간이 형
성되려면 각 발달 단계마다 여러 가지 조건이 중요한 역할을 한다.
어린 시절에는 부모와 다른 가족 구성원이 지도적인 역할을 하며,
그 다음에는 교사나 성인 상담자와 대중매체가 그 역할을 대신한다.
청소년기에는 성역할 훈련에서 동료의 영향력이 가장 크고, 좀더 자
라면 작업환경이 가장 중요한 요소가 될 것이다. 성역할 차이는 강
력하지만 무의식적인 과정이며, 성역할 전형(gender stereotypes)은
가족내에서, 교육체계를 통하여, 그리고 대중매체나 다른 사회제도
를 통해서 이전된다.

부모들은 남아와 여아를 태어날 때부터 다르게 취급하며, 이것은
성역할 발달에 근본적으로 영향을 미친다는 사실은 자주 관찰되는
사례이다. 영유아기의 여아와 남아에게 부모들은 종류가 다른 장난
감을 주고 다른 행동을 하도록 권하며, 가정내에서 각 성에 알맞는
역할 모델을 제공함으로써 특정한 행위를 강화하거나 억제한다. 영
유아의 이런 조건은 후에 나이가 들었을 때 그들의 관심, 갈망 및
능력에 영향을 미친다고 알려져 있다.

성역할 전형화는 전형적인 여성성과 남성성이라는 두 종류의 인
간성에 기초를 두고 있다. 서구 사회 남성의 전형적인 특성은 야망,
경쟁, 공격성, 지배, 합리성 및 객관성 등이 있다. 남자 어린이는 일
반적으로 지배적이고 탐구적인 것으로 보는 반면, 여자 아이는 남자

아이보다 제약이 많고, 순종적·수동적·의존적·감정적이며, 주관적인 여성성의 특성과 관련되어 키워진다. 이처럼 서구에서는 남성성과 여성성을 양극단에 있는 대조적인 것으로 보고 있다. 이와 같은 성 역할 전형은 어느 문화에나 존재하고 있으며, 어디서나 남성의 전형이 확실히 더 강하고 지배적인 특성을 띠고 있다. 성역할 차이로 인해 남녀 모두 자신의 태도와 능력을 충분히 개발하지 못하지만, 일반적으로 여성들은 자기 확신이나 능력에서 남성보다 못하다고 생각하도록 키워졌다. 그 이유는 아마도 일반적으로 사회에서 '남성적인' 특성을 상대적으로 더 중요하고 가치있는 것으로 받아들이기 때문일 것이다.

가정과 직계 가족 외에도 어린이들이 성역할 조건을 결정짓는 요인들은 무척 많다. 텔레비전, 기타 대중매체, 동료간의 상호관계, 학교 및 환경 등이 그런 요인이다. 아이들은 이런 요인의 영향을 받아 자기 자신에 대한 기대치를 정한다. 교육과 직업체계는 기존의 성적 편견을 공개적으로 또는 은밀하게 재생산하고 여성과 남성 모두에게 여성성과 남성성을 강요한다. 서구국가에서는 성 전형화가 보통 다음과 같은 형태를 띠고 나타난다.

(1) 교과서와 기타 교육도구들, (2) 교사와 학생의 상호관계, (3) 교과과정의 선택과 학급편성, (4) 교육 및 직업안내, (5) 조직구조 등.

이런 사례는 최근에 국제연합교육과학문화기구(UNESCO)에서 발간한 책(57)에 잘 나타나 있으며, 이 책에는 이런 교육과정에서의 성 전형화를 타파하는 방법도 함께 제시하고 있다. 여기서 저자가 특별히 강조하는 점은, 성적 불평등이 여성뿐 아니라 남성에게도 좋지 않게 작용한다는 인식이 증가함에도 불구하고 아직도 성적 불평등의 문제는 주로 여성의 문제로 간주되며, 이 문제를 제기하고 이에 대해 연구하는 사람도 주로 여성이라는 사실이었다. 더 나아가 이런 상황을 변화시키려고 활동하는 사람도 대부분 여자이다. 그러나 공적·사적으로 남녀평등이 달성되려면, 남녀 모두 이를 중요하고 시급히 해결해야 할 문제로 간주하여야 할 것이다.

결과

남아와 여아들은 성역할 훈련과 사회조건의 차이로 인해 후에 성인이 되어 다른 기능을 하도록 준비하고 다른 길을 걸어간다. 교육의 형태와 수준, 내용의 면에서 남성과 여성이 갖는 기회는 다르다. 여성들은 자신의 삶의 가치를 결혼과 가족을 돌보는 데 두도록 기대되며, 일반적으로 남성에 비해 학교에 다니는 기간이 짧고 직업교육도 적게 받는다. 남자들은 누구나 참여할 수 있는 일부 교육 과정에서 배우는 역할은, 사회적으로 여성의 역할이 아니라고 생각되고 있다. 결국 여성은 남성보다 자격이 떨어지고 준비가 부적절하기 때문에 보건의료영역에서 지위가 더 높은 직종에 들어가기 어렵다는 사실을 알게 된다. 이렇게 되기까지는 두 가지 흐름이 있었다. ① 과거에는 성역할 차이로 인해 여성들은 보건의료체계의 높은 지위를 스스로 기피했다. 오랫동안 여러 나라에서 여성들은 의과대학과 치과대학에 지원을 하지 않았다. ② 일부 국가에서는 여성들이 의과대학이나 치과대학에 입학하는 것을 제한하였으며, 여성의 입학 자체가 금시되는 경우도 있었다. 그 결과 일부 국가에서는 아직도 여성 의과대학 졸업자들이 졸업 후 전문적인 수련을 받기가 어렵고 빈 자리가 생기더라도 그것은 당연히 남성들의 몫이라고 생각한다. 따라서 여성 보건의료 제공자는 남자 동료보다 더 좁은 범위의 교육을 받고 여성을 제한하지 않는 직업에 종사하는 경향이 있다. 그러나 이런 직업은 보통 상대적으로 서열이 낮고 종속적이며, 주로 남성이 종사하고 있는 직업의 통제를 받는다.

남성성과 여성성을 강조하게 되면 남성과 여성은 삶의 영역이 서

로 다른 것으로 믿게 되고, 따라서 여성의 역할은 가사일이라는 도
식이 만들어지게 된다. 여성의 삶은 일반적으로 가정적인 영역에 집
중되어 있는 반면 남성의 삶은 공적인 영역, 즉 사람과 사물의 통제
와 같은 정치적·경제적 활동을 지향하고 있다. 전 세계 어디에서나
공적인 활동영역이 사적인 활동영역보다 더 권위적이며 위세가 있
다는 것은 분명한 사실이다.

실제로 가정에서는 성에 기반한 가사일의 분담이 일어나고 있다.
제1장에서도 말한 것처럼 실제 경제에서의 여성의 일은 자녀 출산
과 양육, 식사준비와 가정 관리(연료 수집과 물의 조달도 포함) 및
농사일 약간과 부업 등이다(68). 전 세계의 농촌 여성들은 다양한
활동을 수행하고 있다. 동남 아시아에서는 종려당을 끓이고, 서아프
리카에서는 맥주를 담그며, 라틴 아메리카에서는 도기를 만들고 잉
여곡식을 내다 판다(58). 경제의 현대화와 시장의 발달에 따라 이전
에 여성이 하던 역할은 점차 사라지고, 여성들이 가족의 안녕을 유
지하려면 새로운 부업거리를 찾아야만 했다. 전통적인 역할이 사라
지게 되면 여성들은 남편이나 친척이 벌어들이는 돈에 의존하여 생
계를 꾸려갈 수밖에 없다. 그런데 농어촌 개발사업을 기획할 때, 그
동안 여성들이 사적 영역에서 소득을 올림으로써 농촌 가족이 살아
왔다는 것—그동안 농촌 가정을 유지해온 남녀의 상호 보완적인 역
할—을 무시한 채, 농촌 남성들이 공적 영역에서 일할 수 있도록 하
는 것에만 사업의 초점을 맞추는 경우가 많다(68). 블럼버그가 말한
것처럼 "생활 방법의 다양성과 복지의 측면을 고려할 때, 여성의 경
제력 정도가 인간으로서 여성의 평등 정도를 결정하는 주요 요인이
다"(7).

서구의 산업화된 사회에서도 전통적인 가족 개념은 ① 여성의 위
치는 가정이며, ② 남성은 경제적으로 가정을 부양할 책임이 있다는
두 가지 사항을 전제로 하고 있다. 이런 전제가 주어지면 여성의 일

이 완전히 가사일로만 한정되지 않는다 하더라도 공식적인 노동 시장에서 일하는 여성들도 자신의 업무보다 가사일을 더 중시할 것이라고 생각한다. 그뿐 아니라 여성이 가정 밖에서 일할 때는 남편보다 지위가 낮은 일을 하고 가정의 소득을 보조하는 정도만 일하도록 기대된다(48).

전 세계적으로 여성들이 적어도 그들의 삶의 일정 시기 동안은 가사일 외의 경제적으로 생산적인 임금 노동자로 진출하는 경향이 증가하고 있다. 일부 국가에서는 미혼의 젊은 여성만 직업을 얻을 수 있고, 기혼 여성의 경우 가정 소득이 모자라거나 아이와 남편을 돌보고 가사노동을 하고도 시간이 남는 경우, 또는 여성이 실질적인 가계 부양자가 되었을 때는 노동력으로 진입 또는 재진입하는 경우도 있다. 선진국의 여성노동력은 일반적으로 전 연령층의 기혼 및 미혼 여성으로 구성되어 있으며, 20세기 후반에 들어와서 꾸준히 확대되고 있다. 최근에는 자녀가 있는 기혼 여성이 노동력에 참가하는 비율이 다른 어떤 여성 집단보다 더 빠르게 증가하고 있다. 임노동을 하는 여성의 비율은 나라와 지역마다 매우 다르다. 소련과 같은 사회주의 국가는 80% 이상이고, 스칸디나비아 반도의 국가는 약 70%이고, 서유럽과 북미는 50%, 아프리카는 40%, 아시아는 45%, 라틴 아메리카는 약 24%의 비율을 보이고 있다(30).

국제노동기구와 국제연합의 자료를 근거로 계산해 보면, 15세에서 64세까지의 여성 100명 중에서 46명이 임노동을 하고 있으며, 노동시간 면에서는 전 세계적으로 여성은 노동시장에 참여한 노동력의 1/3을 차지하고 있는 데 비해 소득은 겨우 5%에 불과하다(29). 그러나 적어도 일부 국가에서는 과거에 주로 보여졌던 간헐적인 고용 형태보다는 상시 고용이 늘어나는 경향을 관찰할 수 있다.

또한 성역할 차이의 또 다른 결과인 소위 성에 근거한 권위구조는 가정에 그 뿌리를 두고 있으며 점차 더 넓은 배경의 사회로 이식

된다. 이 장 첫머리에서 언급했던 남성적인 특성은 공격성과 지배이며, 이는 순종과 수동성이라는 여성적인 특성과 대비된다. 이처럼 생의 초기에 양성에게 부여되는 조건의 차이로 인해, 남성은 보다 가치있는 역할을 하는 계층체계에 편입되게 된다(33). 즉 선택을 할 수 있는 권위와 경제력이 있고, 공적 영역에서 통제를 행사하는 역할을 하게 된다. 따라서 "서구 사회에서는 최근까지 이런 계층체계로 인해 실질적으로 남성만이 사회내에서 이용가능한 자원 모두에 접근할 수 있었다"(33)는 사실이 관찰되었다. 가족구조내에서 남성이 지배적인 역할을 한다는 사실은 여성이 사적인 또는 가정적인 영역에 갇혀 있게 된 것과 밀접하게 관련되어 있다. 그러나 여성이 공적 영역에서 역할을 하고 생산수단을 통제하고 있는 곳에서도 가정 외의 활동영역에서 가부장적인 권위구조가 반복되어 나타나며, 양성 간의 평등하고 균형잡힌 권력의 분포는 아직 나타나지 않고 있다.

정책수단

성역할 전형화와 그 결과에 대응하려면 교육, 고용 및 사회제도의 권위구조라는 세 영역에서 활동할 필요가 있다.

1) 교육에서는 다음과 같은 형태의 활동이 요청된다.

- 부모, 교사, 고용자 및 일반대중에게 남성과 여성이 모든 활동 영역에서 동등한 역할을 하고 성 편견에 기초한 전통적인 태도를 버리도록 기대하고 장려하는 교육을 한다.
- 모든 교육기관, 교육내용 및 학습도구에서 고정화된 성역할에 관한 내용을 담고 있는 것을 없애고, 양성에게 모든 형태의 교육에 동등하게 접근할 수 있도록 하며, 동일한 종류의 교육 지

침을 장려한다.

보건훈련기관에는 다음과 같은 정책변화를 권고한다.

- 남녀의 동등한 입학 기회를 보장하는 입학정책을 채택한다.
- 교수요원, 교과과정 검토 위원회, 기타 정책 및 의사결정 기관에 동등한 수의 남녀가 참여하도록 한다.
- 남녀 모두 동등하게 보수교육을 받을 수 있도록 한다.
- 재정적인 보조와 특별연구원 선발을 공평하게 시행한다.
- 전문가 협회의 지도부에 남녀가 동등하게 참여한다.

2) **고용영역**에서는, 여성이 전통적으로 수행하던 경제적 역할을 빼앗긴 지역에서는 여성이 소득을 올릴 수 있는 활동을 제공하는 것이 매우 중요하며, 더 일반적으로는 여성의 경제적 독립과 여성과 그 가족의 안녕을 보호하기 위해서 소득을 올릴 수 있는 활동을 제공할 필요가 있다.

이제는 남성들이 가정에서 비공식적인 보건의료를 제공하는 책임을 보다 공평하게 질 수 있도록 장려하는 활동을 우선적으로 시행하여야 한다. 왜냐하면 여성들이 공식적인 노동시장에 참여하는 비율이 늘어나고 있어, 이제는 여성들이 가족 구성원을 돌볼 시간이 부족하기 때문이다.

3) 사회제도의 권위구조에 존재하는 남성지배 양상이 성 편견에서 자유로운 구조로 대치되어야 한다.

여성이 영향력을 행사할 수 있는 지위를 차지하는 것이 보장되고 여성들도 가치를 세우고 선택을 하는 데 참여하도록 장려하기 위하여 법제화와 다른 수단을 통해 가능한 모든 일을 하여야 할 것이다.

보건의료 노동의 양극화

여기서 '양극화'는 보건의료 인력이 자신의 성에 따라 다른 역할을 맡게 되는 것을 의미한다. 어떤 역할은 주로 남성이 맡고 또 다른 역할은 주로 여성이 맡으며, 양성이 동등하게 참여하는 역할은 거의 없다. 양극화와 차별, 성전형화(sex-typing)라는 용어는 여성과 남성이 각자의 성에 기반한 노동영역으로 들어가는 과정을 말하는 것이다. "어떤 직업(occupations)에 종사하는 사람들의 성이 거의 같고, 그렇게 되는 것이 정상이라는 기대가 있을 때"(18), 그 직업은 성 전형화된 것으로 볼 수 있고, 이런 기대 때문에 업무와 직업의 성 전형화는 지속적으로 재생산되고 있다. <표 4>(45쪽)에 있는 것처럼 보건의료 부분에서 일하는 사람들의 약 80~90% 정도가 같은 성의 동료와 함께 일한다. 수많은 나라에서 대부분의 보건의료부문은 성적으로 분리되어 있으며, 심지어 동일한 부문에서도 어떤 나라에서는 주로 여자가, 다른 나라에서는 주로 남자가 그 일을 하고 있다. 양극화의 가장 명백한 사례로는 간호와 의료를 들 수 있다. 간호는 주로 여성의 직업인 반면 의료는 주로 남성의 직업이다. 자료에 의하면 최근에는 전통적으로 남성의 일이었던 의료에 여성들이 들어가는 경향이 있다고 한다. 이렇게 되면 서열이 높은 직업의 성 구성비가 점차 균형잡힌 방향으로 옮아간다고 할 수 있을 것이다. 보건의료에서는 전통적으로 남성의 영역이었던 곳으로 여성이 들어가려 할 때 뿐 아니라 전통적으로 여성의 영역이었던 곳으로 남성이 들어갈 때도 고용패턴의 양극화가 완화되고 보다 통합된 형태를 띨 필요가 있다. 제2장에서 밝혔던 것처럼 상황이 어느 정도 바뀌고 있

으며, 현재까지는 전자의 과정이 후자의 과정보다 훨씬 더 빠른 속
도로 일어나고 있다.

그러나 남녀가 동일한 보건의료직종에서 일하고 있다고 해도 그
안에서 남녀는 서로 다른 역할을 맡고 다른 전공을 택하며 업무형태
도 서로 다르다는 사실이 관찰되었다. 이런 사례는 여자의사가 소아
과, 정신과 및 공중보건에 집중되어 있고, 남자간호사는 행정과 감
독업무에 집중되어 있다는 것으로 알 수 있다.

보건의료에서의 성에 기반한 직업적 분리는 몇 가지 측면을 가지
고 있다. 남성과 여성노동자는 직업의 지위와 수행하는 기능이나 역
할에 따라, 그리고 자율성의 수준에 따라 분리되어 있다. 예를 들어
일반적으로 최고위의 자율적인 직업(의사, 치과의사, 수의사)에는 여
성이 별로 많지 않다. 이런 직업은 보수가 높고 노동조건이 좋으며
당연히 남성이 지배적일 것이라고 생각된다. 여성에게 주로 의존하
는 직업은 소위 준 전문적인 연계 부문(간호, 영양, 치위생과 사회복
지)이며, 이 직업은 상대적으로 지위가 낮고 자율권도 적으며 보수
도 낮다(제2장 참조). 자율권 제한의 좋은 사례가 바로 병원 간호사
의 역할 규정이다. 간호사는 일반적으로 환자의 조건이나 치료에 대
한 반응을 의사보다 훨씬 더 많이 알고 있지만 역할이 상당히 제한
되어 있다. 환자가 병원에서 받는 진료의 95%는 간호사가 제공하는
것이지만 간호사는 환자의 진료에 관한 의사결성이나 성책결성에
참여할 기회가 거의 없으며, 그들의 전문성을 개발할 기회도 없다
(제3장 참조).

남녀간의 기능 분리로 인해 여성들은 주로 여성성과 관련된 양육
이나 돌보기, 지원 등의 기능을 하며, 남성은 전문적인 시술과 기술
을 이용하는 남성적인 치료와 중재를 하게 된다. 그뿐 아니라 여러
나라에서 남성 지배적인 부문이 여성 지배적인 부문보다 구성원들
이 독립적인 사적 활동을 할 수 있는 법적인 권위를 더 많이 획득하

고 있다.

지위, 역할 및 자율권의 수준에 따른 성 분리의 효과는 각 부문내에서도 재현되고 있다. 권위있는 부문에서 일하고 있는 여성이 늘어나고는 있지만, 그들은 여전히 전통적으로 남성이 보유하고 있는 장벽에 부딪치고 있는 것처럼 보인다. 한 연구에 의하면 의료에 진입하는 여성의 수가 증가하자, 전문과목의 선택에 관해서는 남성과 여성의 차이가 없어지는 대신 이 차이가 실제로 더 뿌리깊어지고 있다고 한다(45). 또 다른 연구(9)는 남성이 지배적인 의료분야에 있는 여성들은 개업을 하기보다는 의료기관이나 관료조직에 취업하려고 하는 경향이 있다는 사실을 지적하였다(53～56쪽 참조). 전통적으로 남성의 영역이었던 곳에서 일하는 여성이 겪는 또 다른 제약점은 간부나 관리자가 되기 어렵다는 점이다. 따라서 그들은 낮은 서열에 과도하게 집중되어 있다.

결과

이제는 여성이 과거보다 사회적 평가가 높은 보건의료 직종에 들어가기 쉬워지기는 했지만, 보건의료 노동시장에는 여전히 성적 불균형이 존재하고 있다. 거의 모든 곳에서 보건의료 노동력 수로는 여성이 남성을 압도하지만 숫적인 우세에도 불구하고 여성의 의사결정력과 지위는 그에 미치지 못한다. 이 영역에 관한 자료는 제한되어 있지만 그 자료만 가지고도 직업적인 지위 외에 진료와 의사결정 권위에 있어서 자율권의 수준이 성과 관련되어 있다는 증거가 있다.

여성이 지배적인 직업의 경우, 그 지위가 상대적으로 낮기 때문에 여성노동자들은 일반적으로 제한된 자율권 하에서 남성의 감독과 통제를 받으며 의존적·보조적인 역할을 수행하고 있다. 중요한 의사결정을 내리는 지위에 참여하는 여성의 비율은 낮고, 남성이 수행하는 업무와 서비스를 감독하는 경우는 거의 없다. 그뿐 아니라 여성이 관리나 의사결정 업무를 할 때도 일차보건의료나 간호, 영양과 같이 여성이 지배적인 영역에서 수행하는 경우가 많다. 상위 관리직 여성은 주로 연구, 기획 및 정책평가에 참여하는 반면, 동일한 지위의 남성들은 재정과 의사결정, 정책결정 영역에서 일하는 경향이 있다.

직업적인 분리의 결과가 더 악화되어 나타나는 이유는 이것이 성별 소득 격차의 근본을 이루고 있기 때문이며, 이로 인해 여성 보건의료 제공자는 심각한 불이익을 받고 있다. 직업적인 분리로 인해 여성의 임금이 낮아지는 방법은 두 가지이다. 첫 번째, 여성은 전통적으로 여성적인 직업에서만 일하기 때문에 남성이 지배적인 직업에서 일하는 노동자들은 여성 경쟁자의 도전을 받지 않으며, 따라서 남성이 상대적으로 높은 임금을 차지할 수 있다. 두 번째로 고용자는 일반적으로 여성들의 생산력이 남성보다 낮다고 생각하거나 아니면, 여성은 임금이 낮고 여성적인 업무에 더 적당하다고 보기 때문에, 여성에게 낮은 임금을 지불한다. 따라서 남성은 여성보다 더 많은 임금을 받게 된다. 1981년 미국에서 수행된 한 연구에 따르면, "여성은 남성과 다른 일을 하며 여성이 하는 일은 임금이 낮고, 한 직업에 여성이 많으면 많을수록 그 직업의 임금은 낮다"고 한다(59).

직업적 분리로 인해 남녀의 경력과 업무 비율이 달라지게 되고, 성에 따른 소득 격차는 지속적으로 더욱 강화된다. 업무의 성별 분리는 전반적으로 여성에게 불리하게 작용한다. 여성들은 직업적으로 종속적인 지위를 갖게 되며, 상향 이동과 자율권이 제한되고 임금이 낮아진다.

정책수단

직업적 분리를 줄이는 데 사용되는 주요한 정책 수단으로는 동등

한 기회와 동등한 임금을 보장하는 법을 제정하는 일과 보건의료의
여러 분야에서 인원을 모집할 때 특정한 성에 치중하지 못하도록 활
동을 벌이는 것 등이 있을 수 있다.

(1) 기회균등법

지난 10년 동안 여러 나라에서 적극적인 활동을 기술한 규칙과
반차별조치 등, 평등한 교육·고용기회를 가져오는 다양한 법이 고안
되었으며, 이 중 일부는 법제화되어 시행되기도 하였다. 모든 영역
에서 이런 법제화가 필요하며, 아직도 기술적·정치적·감정적 장애물
이 남아 있으므로 이를 극복해 가는 과정을 모니터하고 강화할 필요
가 있다.

(2) 동일임금법

이미 여러 나라에서 이와 비슷한 형태의 법을 제정하였지만 사회
전체적으로 성적 평등이 어느 정도 달성되고 실제적인 지원을 받지
않는 한, 동등한 기회와 동등한 임금에 관한 법의 내용이 아무리 좋
아도 실질적인 변화를 일으키지는 못할 것이다. 일부 국가에서는 남
녀의 직업이 분리되어 있다는 사실을 인식하여, 동일노동 동일임금
에서 비슷한 가치를 지닌 노동(work of comparable worth)에 동일한
임금을 지불하는 것과, 서로 다른 일을 하는 남녀의 소득을 비교할
근거가 필요하다는 쪽으로 활동의 초점을 바꾸었다. 여기서 '비슷한
가치를 가진'이라는 말은 동등한 노동조건 하에서 특정한 업무를 수
행하는 데 필요한 노력과 책임이 같다는 것을 의미한다. 임금의 형
평성을 달성하기 위한 정책수립은 상당히 어려운 문제이다. 이런 정
책은 여성들이 적절한 노동능력(기술 개발, 생산성, 경력의 이동)을
가질 수 있도록, 그리고 그들의 잠재력을 모두 현실화시킬 수 있도
록 돕는 목적을 가지고 있어야 성공할 수 있다.

(3) 정부와 민간의 활동

교육제도, 훈련과정 및 노동시장에 동일한 기회를 보장하는 방법은 여러 가지가 있다.

- 노동조합과 사용자 간 고용과 임금에서의 성차별을 없애려는 목적의 단체교섭
- 여성이 보건의료 노동력에 합류하지 못하도록 막는 장애물을 없애는 정책과 의사결정 영역에서 남녀비례대표제를 성취하기 위한 활동

여성의 다중 역할과 전체 사회의 구조

공식적인 보건의료체계에서 남녀의 역할과 지위를 비교할 때, 남녀간의 근본적인 차이를 인식하는 것이 중요하다. 일반적으로 남성 노동자는 업무만 수행하면 되지만 여성 노동자들은 업무뿐 아니라 많은 시간을 필요로 하는 가사노동과 자녀 양육까지 책임지고 있다. 따라서 보건의료 제공자인 여성에게는 이런 부가적인 책임을 수행할 수 있는 시간이 주어져야만 한다. 남성은 한 가지 역할만 하는 데 비해 여성은 여러 가지 역할을 해야 하는 근본적인 성적 불균형이 있는 한, 공식적인 보건의료체계에서도 남녀는 다른 업무를 수행하게 된다.

역사적으로 볼 때, 여성이 항상 여러 역할을 하여 왔던 것은 아니다. 산업사회 이전 시대에는 남성과 여성은 가사노동과 생존에 필요한 상품의 생산이라는 일을 분담하고 있었다. 농업사회에서는 남녀 모두 다양한 가사노동과 농사일에 참여하였고 이 모두는 가정의 생존과 직결되어 있었다.

산업 생산이 가정내 생산에서부터 분리되고, 남녀가 시장과 가정으로 각각 분리되자, 제시 버나드가 명명한 여성의 "한 가지 역할 이데올로기(one-role ideology)"(6)-비참한 경제 상황일 때를 제외하고는 가정 밖에서의 여성 노동의 합법성을 부인하는 이데올로기-가 출현하였다. 여성이 특정한 형태의 직업만 가질 수 있었고 가계가 여성의 임금에 의존하기 시작했던 산업화 초기 단계에 출현한 '한 가지 역할 이데올로기'는 공식적인 노동시장에서의 여성의 역할이 커져감에도 불구하고 계속 남아 있었다. 그러나 노동시장에 진출한 여성의 수가 상대적으로 적고 대부분이 독신인 한, 그리고 기혼 여성의 고용이 일회적이고 간헐적인 한, 여성의 핵심적인 역할은 가정에서의 역할이 될 것이고, 시장노동은 이에 비해 한계적이고 이차적인 것으로 보일 것이다. 이처럼 여성의 가장 중요한 역할은 가정이라는 생각이 아주 뿌리깊어서 여성이 실제로 시장 생산에 기여하고 있다는 사실은 종종 부정되고 감추어지고 가치 절하된다.

여성에게 20세기는 '두 가지 역할 이데올로기'의 시대이며, 역할 이데올로기의 근본적 원리는 문화와 시대에 따라 달라진다. 출산반대론자들은 두 가지 역할 이데올로기를 통해 개발도상국의 출산율을 낮출 수 있다고 보고 이를 옹호하였다. 또한 이 이데올로기는 개발과 현대화에 여성들을 통합시키고 주류 시장활동에 참여시킴으로써, 개발사업에서 여성을 배제하지 않도록 하는 수단으로 제안되기도 하였다(4).

선진국에서는 다음과 같은 이유로 인해 여성의 경제활동 참여가 꾸준히 확대되었다.

□ 여성이 일반적으로 경제에 기여하였으며, 특히 전시와 노동력 부족 시대에 여성의 경제 기여도는 한층 높아져 왔다.

□ 여성의 자녀양육기가 짧아졌기 때문에 여성들은 나머지 기간

동안 임노동에 참여하기를 원하고 있으며, 참여가 제한되어서
는 안된다.
□ 복지나 공공보조로 살아가는 여성들이 자립적이 되어야 한다
고 믿고 있다.
□ 여성도 남성처럼 잠재능력을 발휘하고 자아실현을 할 기회가
보장되어야 한다고 믿는다.

여성들은 '두 가지 역할 이데올로기'로 인해 새로운 기회, 특히
가정 밖에서 임노동을 할 수 있는 기회를 얻게 되었다. 그러나 새로
운 기회를 얻은 여성들은 임노동과 가사노동을 양립해야 하는 새로
운 문제에 직면하게 되었다. 이 새로운 문제를 해결하는 방법은 매
우 다양하며 아직도 계속 발전하고 있다. 그 방법은 여성이 가사일
을 모두 책임지는 것에서부터 시간제 노동을 하거나 일시적으로 또
는 지속적으로 전일제 노동을 하는 것 등 다양한 형태를 띠고 있으
며, 여성이 공식적인 노동을 보다 실질적으로 수행할 수 있도록 남
녀가 가사를 분담하기도 한다. 또 여성이 새로운 역할을 맡게 됨에
따라 가정내에서 새로운 긴장과 갈등이 발생하기도 한다. 여성의 노
동이 부차적이고 시장에서의 노동이 가정에서의 노동에 비해 형태
와 양적으로 제한되어 있을 때는 그 긴장이 그리 크지 않을 것이다.
그러나 노동시장에 일시적으로 고용되어 있거나 시간제 노동을 하
는 경우는 임금도 낮고 승진의 기회도 제한되어 있으며 복지혜택도
적은 경우가 많다.

여성 보건의료 제공자의 경우, 가정내에서의 역할과 노동자로서의
역할을 균형있게 수행하기가 특히 어렵다. 왜냐하면 보건의료에서의
전문적인 일은 보통 상당히 긴 노동시간을 요구하기 때문이다. 전문
직 여성이 시간제로 일하거나, 전일제로 일하는 남성동료만큼 그 일
에 헌신하지 못할 경우, 여성들은 그들이 원하는 책임있는 고위직에

서 배제될 가능성이 크다(18). 여성들은 상대적으로 많은 시간을 가정일에 투여해야 하기 때문에 자신의 야망을 꺾을 수밖에 없게 되거나 불가피하게 경력을 쌓는 데 투여해야 할 시간과 정력이 제한될 것이다.

시간-예산 연구(time-budget study)를 보면, 여러 나라에서 남편들은 일하는 아내보다 더 많은 여가시간을 즐기는 것으로 밝혀졌다 (33). 그리고 여성노동자는 일주일에 가정에서 평균 26시간 이상을 일하고 일터에서 40시간 이상을 일하는 것으로 나타났다. 관찰된 바에 따르면 "어머니가 일하는 것을 반대하는 하나의 사회적 관습은 깨지고 있지만, 가사일은 여성의 일이라고 보는 또 다른 사회적 관습은 여성에게 이중의 짐을 지우며 계속 남아 있다"(60).

개발도상국에는 아직도 대가족이 있고, 할머니나 다른 친척들이 가사일이나 자녀양육을 도와줄 수 있기 때문에, 여성들은 일과 가족간의 갈등을 상대적으로 적게 느낄 것이라고 생각된다. 이런 상황에서는 아내들도 남편들과 마찬가지로 승진(직업에서의 상승이동)을 할 수 있을 것이다. 핵가족이 지배적인 선진 사회에서는 인건비가 너무 비싸 가사일의 도움을 받기가 어렵고 적당한 탁아시설도 많지 않기 때문에, 여성의 다중적인 역할은 가정내 긴장의 주 요인이 될 수 있다. 전통적인 노동분업에 따라 여성이 가사일을 책임진다면 여성은 필연적으로 한 가지 역할만 하는 배우자보다 경력에서 뒤떨어지게 된다. 따라서 배우자간, 동료간 그리고 여성과 그들의 고용자간에 갈등이 발생할 수 있으며, 이러한 긴장과 압력이 완화되려면 가족과 노동계 그리고 사회구조 전체가 크게 바뀌어야 한다.

결과

남성은 한 가지 역할만 수행하는 데 비해 여성은 여러 가지 중복된 역할을 수행하여야 하기 때문에 다음과 같은 결과가 발생한다.

- 여성이 수행해온 비공식 노동이 잠재적으로 감소한다.
- 여성이 역할 갈등을 겪는다.
- 여성이 다중 역할을 하여야 하기 때문에 여성이 불리하다.

점점 더 많은 수의 여성이 상시적으로 임노동에 참여하게 됨에 따라, 여성들은 보건의료나 자녀양육 및 가사와 같은 무보수노동을 줄이게 된다. 취업주부가 가사노동에 소비하는 시간은 전업주부가 소비하는 시간의 반이지만 그들이 주당 평균노동 시간이 약 65시간에 이른다는 보고가 있다(60). 따라서 그동안 여성이 제공하던 비공식적인 가정 보건서비스 역시 제대로 제공하지 못하게 될 것이다. 이럴 경우, 가족구성원들의 건강수준이 크게 위협받을 수 있기 때문에 이 문제는 소홀히 다루어서는 안될 것이다. 그뿐 아니라 여성들이 과거와 같이 학교와 교회, 자선단체, 보건의료기관 등에서 계속 자원봉사를 하기도 어려울 것 같다. 이렇게 되면 특히 보건의료기관이나 보건사업이 어떤 영향을 받을 것이며, 여성들의 활동이 중요하다면, 어떻게 그 빈 자리를 메울 수 있을까?

공식적인 보건의료에 참여하는 여성들은 몇 가지 형태의 역할 갈등을 경험할 수 있다. 직장에서의 업무를 수행하면서 가정에서의 책임도 함께 고려해야 하는 어려움이 있다. 그러나 남성노동자들은 최근까지도 이런 선택을 할 필요가 없다. 따라서 여성 의사나 치과의사는 개업을 하기보다는 일정한 노동시간이 보장되는 봉직의가 되는 경향이 있다. 간호사, 치료사나 치과위생사는 시간제 노동을 선택한다. 즉 여성들은 가사일도 병행할 수 있는 직업을 택한다. 그리고 관리직이나 다른 상위직은 배우자와 어머니로서의 역할과 갈등을 일으킬 수 있는 시간외 노동과 장거리 여행 및 주말 노동을 하여야 하므로 거부한다. 가정내에서도 보통 남성의 일을 더 중요하게 생각하기 때문에, 남편이 다른 곳에서 직업을 얻어 이동하게 되면 아내는 교육장소를 바꾸거나 경력이 단절될 수도 있다. 보건의료 영역 안팎에서 결혼이나 부모로서의 역할, 또는 남편의 경력을 중요시하기 때문에, 여성들이 자신의 역량을 충분히 실현하지 못하는 사례는 셀 수 없이 많다. 남성의 경우 이런 일은 아주 예외적으로 일어날 뿐이다.

여성이 여러 가지 역할을 동시에 수행해야 한다는 사실은 여성들의 취업과 역할배당에 관한 고용주와 동료들이 행태와 태도를 결정하는 데 영향을 미친다. 여성은 주로 기술수준이 낮은 업무(예를 들어 간호조무사, 임상병리사, 작업치료사, 물리치료사)를 담당하고 있다. 이런 업무는 교육기간이 비교적 짧고 투자위험도도 낮을 뿐 아니라 쉽게 대치할 수 있으며, 자율권과 지위 및 권력을 가진 업무로 이동할 수 있는 길도 없다. 일반적으로 여성은 가정의 책임도 맡고 있기 때문에 남성노동자보다 업무헌신도가 떨어지며, 업무수행도 미덥지 못하다고 생각하고 있다. 따라서 고용주는 여성에게 수준 높은 전문성과 책임, 자율이 필요한 직업 훈련을 시키거나 그런 직업에 고용하기를 주저한다. 직장연수나 직급이 높은 업무에 여성을 추천하는 것은 별로 좋은 투자가 아니라고 생각한다. 노동에 참여하는 여성의 수가 상당하며 꾸준히 증가하고 있으며, 여성도 남성 못지않게 일에 헌신하고 있음에도 불구하고, 고용주는 여전히 여성 노동은 지속성이 낮고 여성은 업무동기가 낮다고 생각하고 있다. 보건의료 관련 조직을 비롯한 대부분의 조직에서 직원을 채용·평가하거나 승진시킬 때 '남성적인' 규범, 즉 한 가지 역할만 하는 노동자에게 해당하는 규칙에 기반한 평가항목과 표준을 사용하기 때문에, 여러 역할을 동시에 수행해야 하는 노동자에게는 불리하다는 사실을 지적할 필요가 있다.

　따라서 주로 봉급이 낮은 미숙련 노동에, 복지혜택도 받지 못하는 시간제 노동에 종사하는 여성이 많다는 것에서 알 수 있는 것처럼, 다중의 역할을 수행하는 여성은 불리하다. 여성들은 자신의 능력보다 낮은 수준의 일을 하고, 승진의 희망도 거의 없는 경우가 많고, 고위직으로 갈 수 있는 통로도 없다. 고용주나 동료들은 여성의 동기, 갈망, 헌신 및 능력을 오해하여 여성에게 불리한 태도를 취하는데, 이런 오해는 여성을 가정에 묶어두기 위해 만들었던 논리로 인해 발생하였으며, 여성노동자에 대한 성차별적인 대우를 촉발한다. 여성이 공식적인 일과 가사일을 모두 수행해야 하는 상황이 되었지만 사회제도가 이에 맞게 빠르게 변화하지 못하기 때문에, 혼자서 자녀를 돌보아야 하거나 또는 가사일과 자녀양육의 책임을 배우자와 나누고 있는 남성의 경우도 고용주, 동료 및 고위직의 관리자에게 비난받는다.

　여성이 남성 지배적인 보건의료부문에서 겪는 또 다른 형태의 역할갈등은 상위직이 갖고 있는 남성적인 이미지 때문에 생긴다. 이런 남성적인 이미지로 인해 전문직 여성들은 여성성을 포기하고 남성적인 역할모델에 기초한 행동을 수행하도록 강요받고 있다(46). 결국 이 문제는 여성의 다중 역할로 야기된 갈등과 중첩되면서 심각한 정체성 위기를 초래할 수도 있다. 남성의 역할은 가정의 생계를 책임지는 것이고, 여성의 역할은 가족을 돌보는 것이라는 뿌리깊은 문화적 가치는 남녀 고용차별의 근원이자, 사회가 실제적인 변화에 재빠르게 대응하지 못하게 하는 원인으로 작용하고 있다. 가정내에서의 실제적인 성적 균형에 발맞추어 이제 부부 모두 생계를 책임지는 사람이자 양육자로서 평등한 역할을 수행하여 책임을 보다 균형있게 분배할 수 있게 해주는 '역할분담 이데올로기'가 필요한 시점이다(6).

정책수단

남녀가 가사일의 책임을 받아들이는 정도가 다르기 때문에 이 문제를 해결하기 위해서는 다음과 같은 행동과정의 하나를 채택해야 할 것이다.

① 한 가지 방법은 남녀가 가사노동의 부담을 동등하게 짊어진 상태에서 노동시장에 진입할 수 있도록 가정내 노동을 공평하게 분배하는 것이다. 이 경우 남성에게 폭넓은 가정의 책임이 부과될 것이기 때문에 '역할분담 이데올로기'에 따라 가사노동의 구조와 형태를 채택하여야 할 것이다.
② 또 한 가지 방법은 여성이 가사일의 책임에서 벗어나 노동량, 노동에의 헌신 및 노동의 지속성 면에서 남성과 동일하게 노동할 수 있도록 만드는 일련의 프로그램이나 기전을 개발하는 것이다. 이런 기전에는 최소한 아동보육, 노인 돌보기 및 가정 지원 프로그램이 필요하다.

이런 두 가지 방법이 현실화되려면 노동 시장과 사회의 하부구조가 변화되어야 한다.

(1) 노동시장의 변화
노동시장에서는 다음과 같은 변화가 일어나야 한다.

▫ 보다 유연하고 새로운 형태의 노동구조
▫ 근무시간 자유선택제(노동자가 가정생활과 양립할 수 있는 시간을 선택할 수 있다)
▫ 근무장소 자유선택제(가정이나 다른 곳에서 일할 수 있다)

□ 직위의 공유(두 명의 노동자가 한 가지 직위를 공유할 수 있다)
□ 시간제 노동(임금이나 복지혜택의 감소 없이 전일제보다 짧은
노동시간을 선택할 수 있다)
□ 다양한 혜택(노동자가 안식휴가, 양육휴가, 휴가대체수당, 조기
퇴직과 같은 다양한 복지 혜택안 중 하나를 선택할 수 있다)
□ 고용이 중단된 노동자의 재취업 알선

이런 유연성은 가정에서 다양한 책임을 지고 있는 노동자들에게
반드시 필요하다. 경력의 축적과 승진을 위한 기준은 노동자의 가족
내 요구사항과 조화를 이루어야 한다. 양성의 역할이 일방으로 치우
치지 않고 균형적이라면, 남성도 배우자의 경력을 올려주기 위해 가
정 내외에서 희생할 필요가 생길 것이다. 부부가 각자의 자기개발을
번갈아 조정하여 각자의 일을 수행하는 것이 이상적일 것이다. 다른
한 편 여성이 일방적으로 가정내 책임을 지는 현상황이 계속된다면,
여성들의 비공식적인 노동인 가사노동을 수행하는 여성을 지원하고
대체할 수 있는 과정을 제안한다. 이 문제는 1965년에 국제노동기
구에서 처음 다루어졌다. 그러나 거의 모든 국가에서 여성을 지원하
는 조치를 채택했던 1980년에도, 국제노동기구는 자체 문서에 따르
면, "정부에서 가정내 책임을 가진 여성노동자가 그들의 이중 의무
에 유연하고 효과적으로 대응하기 위해 도움이 될 수 있는 적절한
자원을 제공할 목표를 가진 특별정책을 채택하는 일은 거의 없
다"(27)고 한다.

(2) 사회 하부구조의 변화
여성이 노동시장으로 진입할 수 있도록 사회의 하부구조가 발전
하려면 사전에 다음과 같은 단계를 밟아야 할 것이다.

① 모성보호
- 출산휴가(국제노동기구 표준은 12주이다)
- 부모의 자녀양육 휴가
- 현금급여(임금의 25∼100%)
- 해고 금지
- 수유시간 허용
- 가족이 아플 때 특별 휴가
- 둘 이상의 아이를 가진 여성에게는 노동시간을 줄여주거나
  한 달에 하루의 가사노동휴가를 제공

② 포괄적인 자녀양육
- 공공 탁아소, 보육원, 유치원 프로그램
- 방과 후 탁아 프로그램
- 방학 기간 동안의 탁아 프로그램

③ 노인들을 위한 프로그램
- 간호요양원과 돌보기(foster-care) 프로그램
- 주간 돌보기 프로그램

④ 가사 지원체계
- 가정 서비스를 위한 네트워크
- 공장이나 다른 작업장소에 매점, 음식점, 세탁소 설치
- 청소와 아파트 관리 서비스
- 수도와 위생시설을 비롯한 가정내 활동을 위한 적당한 기술

이런 서비스를 공공이나 민간부문 어디에서 제공하느냐 하는 것보
다는 이런 서비스를 손쉽게 이용할 수 있도록 하는 것이 더 중요하다.

현대 보건의료체계의 구조와 가치

이 장 첫 부분에서 대부분의 사회에 성적인 분업이 있다는 점을 지적하였다. 보건의료 분야에서도 여러 측면에서 성적으로 분리하여 살펴볼 수 있을 것이다. 이 절에서는 현대 보건의료체계의 구조가 일반적으로 성차이를 어떻게 강화시키며, 특히 여성들의 종속적인 지위를 어떻게 악화시키는지 보고자 한다. 보건의료체계의 제도적인 구조와 지배적인 가치가 이에 영향을 미친다.

20세기 들어 과학적 의료가 출현하고 그 결과 보건의료조직이 변화함에 따라, 이는 여성 보건의료 제공자의 기능과 지위에 엄청난 영향을 미쳐 왔다. 보건의료를 제공하는 양식이 제도화되고 다양한 보건의료 노동이 전문직화되었으며, 권력의 불균등한 분포에 기반한 위계체계가 발전하였다.

의학지식과 기술이 급속히 발전하면서 보건의료 노동력의 분절화가 촉진되었고, 보건의료의 비중도 소규모의 진료소에서 거대하고 장비를 잘 갖춘 보건의료시설로 옮겨갔다. 이런 추세는 선진국에서 더 확실하게 나타났지만, 대다수의 개발도상국에서도 보건의료예산이 주로 보건의료시설을 만들고 운영하는 데 사용되었다. 이처럼 의료가 제도화됨에 따라 병원과 의료센터가 보건의료 제공체계의 핵이 되었고, 전체주민에게 필요한 기본적인 보건의료서비스 대신에 극소수의 사람들에게만 영향을 미치는 희귀한 질병의 임상연구와 치료를 과도하게 강조하는 경향이 있었다. 의과학의 눈부신 발전은 의료의 전문화(즉 의사들이 집단으로 법적인 자율권과 광범위한 의료서비스의 제공에 대한 통제권을 획득하는 과정)를 촉진하였다. 과학적 진보는 또한 전문화 경향, 분절화 및 보건의료의 다양한 직종으로의 분화를 자극하였다.

결과

여러 나라의 보건의료체계는 위계적인 특징과 고도로 집중화된 권력구조로 잘 알려져 있다. 다른 사회체계와 대비되는 보건의료체계의 특징은 다음과 같다.

□ 보건의료 노동력은 대부분 저급과 고급 노동자로 나누어지고 중간은 거의 없다는 점에서 보건의료 노동자는 중간계급이 없다.
□ 수평적이고 수직적인 직업 이동이 어려우며, 영역간의 이동을 배제하는 분리된 직업별 교육 프로그램이 이런 경향을 강화한다.
□ 보건의료 노동자간의 소득과 권력 면에서 큰 격차가 있다.

보건의료 영역에서는 일반적으로 남성과 여성이 서로 다른 직업을 갖게 되며, 같은 직업내에서도 성별 업무 분리체계가 뿌리깊게 존재하고 있다. 따라서 직업적인 위계체계 위에 성적인 위계체계까지 첨가되어 있는 형상이다. 성에 따라 직업의 수준이 달라지며, 여성이 지배적인 직업은 위계체계의 하부에 모여 있다. 다시 말해, 남성이 지배적인 직업과 여성이 지배적인 직업은 위계체계내의 전 범위 안에 있기는 하지만, 남성이 지배적인 직업의 범위의 상한선은 위계체계의 정점인 반면, 여성이 지배적인 직업 범위의 상한선은 가운데에 있다는 것이다. 그뿐 아니라 이미 지적한 것처럼 남성과 여성은 일반적으로 승진과 이동체계가 서로 다르다. 남성은 낮은 지위에서 시작해도 여성보다는 상위직에 접근하기가 쉬우며, 여성은 대부분의 경우 상위직으로의 상승이 배제되고 있다. 남성은 일반적으로 관리직, 감독직, 자원의 관리 및 의사결정권을 가진 지위를 갖게 된다. 이 주제에 대해서는 이미 상세히 논의하였지만 여기서 강조하고자 하는 것은 보건의료체계에서 발견되는 위계구조와 권력 분포의 성차별이 사회의 다른 부문에 있는 성적 불평등을 단적으로 보여주고 있다는 것이다.

보건의료체계는 전문화와 분절화 경향이 강하고 이런 경향으로 인해 성차별이 강화되기 때문에 여성 보건의료 제공자에게는 이런 경향이 장애물로 작용하는 경우가 많다. 치료방법이 발전하고 기술이 다양해짐에 따라 보건의료의 여러 영역 안에서 전문화와 세부전문화가 진행되며, 직업적 범주가 점차 세분화되고 있다.

보건의료체계가 이런 측면에 가치와 우선순위를 두기 때문에, 이러한 경향 하에서는 여성 보건의료 인력의 지위가 확대되기는 어려울 것이다. 먼저 여러 나라에서 보건의료체계는 소비자 지향적이라기보다는 의사 중심적인 경향이 있다. 두 번째로 자원배분의 결정에는 이기적인 일부 엘리트 의사결정자의 가치가 내포되어 있고, 이런 가치로 인해 여성 보건의료 인력의 지위가 잠식된다. 따라서 다음과 같은 현상이 나타난다. 즉 보다 공평하게 분포된 포괄적인 보건의료 대신에 도시 지역의 거대 병원과 의과대학에 집중적으로 투자하며, 지역사회에 기반한 일차보건의료 프로그램보다 2차나 3차 의료시설에 더 높은 우선순위를 두고, 전체 주민의 질병예방과 건강증진보다는 일부 소수 중환자의 치료를 중시하는 현상 등이 그것이다. 자립보다는 의존을 더 강조하며, 지식의 분산보다는 독점, 그리고 권위의 분산보다는 집중을 강조하기 때문에 여성들은 불리한 위치에 서게 된다. 만약 여성이 의사결정이나 정책결정에 참여하여도 동일한 우선순위가 선택될지는 아직 알 수 없다. 그러나 대부분의 보건의료체계는 현재 구성되어 있는 것처럼 주로 남성에 의해 설계되고, 남성적인 가치를 지향하고 있다.

정책수단

보건의료체계의 우선순위는 변화될 필요가 있다. 왜냐하면 현재의 구조에서 여성의 역할과 여성이 제공하는 서비스가 주변적인 것으로 생각되고 따라서 가치가 낮게 평가되기 때문이기도 하지만, 이외에도 자원이 공중보건을 개선시킬 수 있는 최선의 방식으로 사용되고 있지 않기 때문이다. 보건의료체계에서 질병예방과 건강증진이 차지하는 위치는 다음과 같다. 예방과 증진조치는 의료에 있어서 별로 중요하지 않은 부분이라고 인식되고 있으며, 결국 자원 배분에서도 뒤쳐지고 다른 분야에 비해 권위도 낮다. 전통적으로 보건교육과 환경보건도 그래 왔고 일차보건의료의 대부분의 측면도 그렇다. 대체로 이런 영역은 보건의료에서 여성이 지배적인 영역이고, 이런 영역에서 일하는 여성은 사회적인 필요에 대한 결정에서 배제되고 있다. 여기서 주장하는 것은 여성 인력들이 보건의료체계에 보다 잘 융합되고 여성들이 제시하는 대안적 방법을 채택하게 되면 여성의 지위가 올라갈 뿐 아니라 일차보건의료를 통한 인류 모두의 건강도 보장할 수 있다는 것이다. 여성들이 의사결정과 자원배분을 비롯한 보다 중심적인 역할을 수행하려면 기존의 권위를 분산시키고 권력을 재배치할 필요가 있다. 이런 변화를 촉진할 수 있는 조치는 다음과 같다.

① 보건의료를 제공할 때, 제공자의 이익에 봉사하려는 태도에서 벗어나 소비자의 이익을 위해 봉사할 수 있어야 한다.
② 보건의료체계의 위계구조를 완화시키기 위해 보다 수평적이고 민주적인 조직구조의 개발을 장려하여야 한다.
③ 다음과 같은 방법을 통해 모든 보건의료 인력들이 더 바람직한 방법으로 일할 수 있도록 촉진하여야 한다.

- 수평적이고 수직적인 이동의 장애물을 제거한다.
- 보건의료의 여러 영역에서 일하는 노동자들 사이에 협력적인 팀 관계와 동반자 관계를 조성한다.

④ 중요한 보건의료 활동과 특히 고위급 의사결정에 여성이 참여하도록 촉진되어야 한다.

⑤ 영양과 사회 심리적 지원을 제공하는 사람들도 중요한 보건의료 인력이라는 사실을 인식하여야 한다.

⑥ 비전문가와 일반 보건의료 인력 그리고 보건의료 교육자의 역할이 확장되고 높은 평가를 받아야 한다.

⑦ 지역사회와 보건의료 이용자에게 정보와 건강관련 지식을 전해 주어야 하고, 개인과 지역사회가 보다 자립적이고 그들 자신과 타인의 건강과 안녕을 확대하는 데 협력하도록 이들을 지원하여야 한다. 이러한 정책들이 시행됨으로써 지역사회가 보건의료의 기획과 우선순위 설정 및 자원배분에 참여할 수 있게 되어야 한다.

제5장

각국의 사례

앞에서는 여성들이 보건의료 발전을 위하여 상당한 공헌을 하였다는 사실과, 그럼에도 불구하고 보건의료 제공자로서 여성들이 처한 상황은 매우 불만족스러우며, 이런 상황이 벌어지기까지는 다양한 요소들이 영향을 미치고 있다는 사실을 간략하게 설명하였다. 또 이런 상황을 개선시키려면 어떤 조치를 취해야 하는지도 논의하였다. 이 장에서는 이 목적을 달성하려면 어떤 활동을 수행하여야 하는지 그 지침을 제공하려고 한다.

전 세계 여러 나라에서, 여성의 일반적인 사회적 지위에 대한 관심이 증가하고 있다. 그러나 지금까지 국가보건의료체계에서의 여성의 지위는 큰 관심사가 되지 못했다. 이제 하여야 할 일은 분명하다. 세계보건기구에서 후원한 프로젝트를 통해 어떤 일을 할 수 있는지가 분명해졌다.

보건의료 제공자로서의 여성에 관한 세계보건기구 후원 프로젝트에서는 두 번의 자문회의와 다양한 개별국가 활동들을 수행하였으며, 이 책도 그 중의 하나이다. 이 사업에는 개발도상국 13개국과 선진국 4개국이 참여하였다. 각 나라별로 상황 보고서와 포괄적인 행동제안서를 제출하였고(<부록 2> 참조), 그 결과 콜롬비아, 인도네시아, 자메이카, 태국 등 4개 개발도상국에서는 이런 문제를 해결하기 위한 특별 프로젝트가 시작되었다.

이 장은 주로 변화에 관심을 가지고 있으며, 여기서 제공하는 형태의 지침이 필요하다고 느끼는 여성―지역사회, 도시나 국가에서 지위와 관계없이 지도자 자질을 가지고 있는 여성, 그리고 모든 사회·경제적 계층의 여성—에 관한 것이다.

어떤 프로그램의 계획을 세우고자 하는데, 이용 가능한 자원이 오직 자기 자신뿐이라고 하자. 이 경우에는 필요한 자금과 조직이 없는 상태에서 어떻게 시작하는가 하는 것이 가장 큰 문제이다. 사람들은 일반적으로 다른 일 때문에 시간이 부족하여 자신의 아이디어를 정리하여 포괄적인 행동계획으로 나타내지 못한다. 이럴 경우 필요한 착수 자본이나 다른 형태의 지원을 어떻게 얻을 것인가에 대해서 적절한 지침을 얻기가 어렵다. 일반적으로 방법은 그 사람이 의사결정 서열의 어느 위치에 있는가에 따라 달라질 수 있다. 이외에도 사회적·경제적·정치적 수준이 다른 사람들간의 커뮤니케이션과 관련된 문화적 요인도 관련이 있다. 예를 들어 일부 국가에서는 일반 시민이 고위급 의사결정자와 직접 만날 수 있는 반면 상대적으로 낮은 수준의 관리로부터 시작하여 보다 우회적인 길을 통해서만 고위 당국자와 접촉할 수 있는 나라도 있다. 어떤 경우든 계획을 세우기 위해 지원을 받으려면 필요한 자원의 양과 형태를 추정하여야 한다.

개별국가의 장기적인 행동전략

기본특징

세계보건기구가 후원한 보건의료 제공자로서의 여성 프로젝트를 수행하면서, 개별 국가의 특정 관심사가 아니라 프로젝트의 장기적인 목표를 달성하려면 적어도 다음과 같은 여섯 가지 기본적인 특징을 가지고 있는 포괄적인 전략이 필요하다는 것이 확실해졌다. 즉 교육과 훈련, 보건교육, 지원체계, 여성에 대한 사람들의 태도를 변화시키는 활동, 고용정책(과 기회) 및 하부구조 개발 등이 기본적인 특징이다. 이 요소들은 아래에서 하나씩 상세히 다룰 예정이며, 지금 이 자리에서는 이들 모두가 상호 연관되어 있다는 것을 반드시 기억하여야 한다. 예를 들어 대부분의 사람들은 교육과 훈련보다는 생계비를 벌어야 하는 필요성이 더 크다. 따라서 교육과 훈련에 집중적으로 투자를 할 때에도 가장 중요한 목표는 사회구성원의 생산적인 활동에 두어야 한다. 그러므로 사회의 사회경제적 목표를 보장하기 위해서 반드시 고용정책을 수립하고, 교육받고 훈련받아야 할 사람들을 위한 직업을 만들어야 한다. 또 이와 비슷한 몇 가지 이유로 반드시 여성을 위한 지원체계를 만들어야 한다. 예를 들어 여성이 교육과 훈련을 수행할 수 있게 해주거나 고용되어 있을 동안 여성의 가정내 책임을 덜어주거나 또는 원하는 경우 아이를 가지기 위하여(즉 미래의 노동력을 생산하기 위하여) 일정 기간 동안 휴직할 수 있게 해 주어야 한다.

보건의료 부문에서 일하는 여성의 교육과 훈련

공식적이든 비공식적이든 교육과 훈련은 한 국가의 보건개발을 비롯한 모든 개발에 여성이 어떤 성격으로 어느 정도 참여할 것인가를 결정하는 가장 중요한 요인이다. 공식적인 부문이든 비공식적인 부문이든 보건의료 제공자로서의 여성의 교육과 훈련이라는 문제를 여성이 받는 일반적인 교육의 형태나 교육기간과 분리시켜 별개의 것으로 볼 수는 없다. 이런 관점에서 보면 대부분의 나라에서 법적으로는 남자아이와 여자아이에게 같은 교육과 훈련기회를 주고 있지만, 문화적이고 경제적인 이유로 인해 일반적으로 남자아이가 여자아이보다 더 많은 교육을 받고 있다는 것을 지적할 필요가 있다. 여자아이들은 겨우 2~3년의 교육만을 받고 있는 나라도 많으며, 이런 국가의 여성들은 읽고 쓰거나 간단한 셈을 하기도 어렵다. 따라서 이런 나라에서는 남성보다는 여성들 사이에서 문맹률이 더 높다. 예를 들어 현재 파키스탄의 경우, 5세 이상 여성의 89%가 문맹이며 남성의 문맹률은 64%이다. 또 5~9세 집단에서 초등학교에 다니는 비율이 남자는 75%인 데 비해 여자는 겨우 33%이며, 초등학교를 졸업하는 비율도 남자는 40%인 데 비해 여자는 15%에 불과하다. 일부 국가에서는 여성의 문맹률이 증가하고 있다. 초등학교나 중학교에 들어갈 기회가 제한되면 될수록, 여성들은 후에 노동시장이나 다른 생산 활동에서 남성과 경쟁할 수 있는 직업교육이나 다른 형태의 교육 및 훈련 프로그램에 들어가기 어렵다.

남녀간에 교육을 받는 비율뿐 아니라 교육 내용에도 차이가 많다. 여자아이들은 일반적으로 가사일이나 가정내 활동을 강조하는 교육을 많이 받고, 남자아이들은 일반적인 학문에 관한 교육과 직업관련 훈련을 주로 받는다. 따라서 입학의 기회는 남녀에게 동등하다 할지라도, 교육 내용은 아이들이 학교에 들어가기 전부터 배워온 성역할의 분리나 차별을 강화시키는 것이다. 아동양육이나 초등교육, 그리고 중등교육에서 근본적인 변화가 일어나지 않는 한, 이런 성역할의 차별은 고등교육에서 쉽게 극복되지 않는다. 특히 중등교육 단계는 젊은 여성의 미래에 결정적인 영향을 미친다. 왜냐하면 이 단계에서 앞으로의 거취, 즉 직업훈련을 받을 것인가 아니면 고등교육을 받을 것인가가 결정되기 때문이다.

분명한 것은 일반교육의 근본적인 개혁의 필요성은 차치하더라도, 보건의료 인력을 배출하는 교육·훈련 프로그램이 이 교육을 받고자 하는 여성의 필요를 감안하여 이루어져야 한다는 것이다. 왜냐하면 여성들은 대부분 이미 유년기에 고정화된 성역할의 영향을 강하게 받아 왔기 때문이다.

보건의료 인력을 위한 교육과 훈련은 크게 기본(basic)교육과 보수

(continuing)교육의 두 범주로 나눌 수 있다. 전자는 보건의료를 제공하는 데 필요한 기초적인 교육과 훈련인 반면, 후자는 진료 자격을 취득한 후부터 은퇴할 때까지 보건의료 인력으로 일하는 전 기간 동안 지속되는 교육과 훈련이다. 이 보고서에서는 학부 졸업 후 교육도 보수교육에 포함시킨다. 여기서는 여성보건 인력과 관련되는 범위의 기본교육과 보수교육에 대해 논의할 것이다.

⑴ 보건의료 부문에서 일하는 여성의 기본교육

보건의료에 관한 기본교육에 있어서는 여러 형태의 양성 과정이나 의학 관련 학교의 남녀 분포를 볼 때, 여성은 남성보다 불리한 위치에 있다. 소위 보건의료 '전문직' 인력을 양성하는 프로그램에서는 간호사와 조산사의 훈련기관을 제외하고는 전체적으로 남성이 더 많은 수를 차지하고 있다. 물론 나라마다 차이는 있다. 예를 들어 동유럽 국가는 대부분, 의학교육을 받는 여성의 수가 남성보다 많은 반면, 아프리카의 일부 국가에서는 간호교육을 받는 남성의 수가 여성보다 더 많다.

기본교육이나 보조 수준의 보건의료 인력[보통 '보조'나 '조무'(as-sistants, auxiliaries, aides)라는 용어가 붙는다]의 훈련을 보아도, 간호나 조산 보조인력을 위한 프로그램에서는 여성의 수가 많지만, 의료 보조자나 수의사 보조자를 위한 프로그램에는 남성이 더 많은 수를 차지하고 있다. 약사와 치과의사 보조의 경우 세계적인 상황을 정확히 알 수 없다.

보건의료 분야에서 여성이 주로 받는 교육이나 훈련의 형태에 있어서 가장 중요한 문제점은, 관련된 모든 여성이 상대적으로 소득이 낮은 직업을 갖게 된다는 점이다. 비록 어떤 사람의 업무가 사회나 어떤 제도의 목적을 달성하는 데 필수불가결하다 할지라도 그의 소득이 낮으면 사회적 위신도 낮아지는 것이 일반적인 현상이다. 보건

분야에서도 이런 문제를 해결하기 위하여 다양한 방법이 제시되고 있다. 그 중 하나는 각 직업에 남성과 동수의 여성을 모집하고 훈련시키며, 같은 훈련을 받은 남녀는 동등한 취업기회를 갖고 동등한 보수를 받도록 보장하는 것이다. 이 방법은 특정한 범주에서 일하는 인력이 낮은 보수를 받는 문제는 해결할 수 없지만 적어도 저소득 직업을 남녀가 동등하게 공유하고 있다는 만족감은 줄 수 있을 것이다. 일차보건의료가 진실로 인류 모두의 건강을 해결하는 가장 기본적인 방법이 되려면, 각국의 보건예산의 반 이상이 이런 진료에 배분되고 일차보건의료 제공자에게 합리적인 고소득을 보장하여야 할 것이다. 현재와 같은 상태에서는 공식적인 보건의료체계에 있는 일차보건의료는 주로 소득이 낮은 범주의 보건의료인력에 의해 제공되고 있다. 또한 여성들은 공식체계 외부에서 일반적으로 어머니나 부인, 딸로서 무보수 노동을 제공하고 있다.

한 가지 대안은 여성이 주류를 형성하고 있는 보건의료 인력 범주(예를 들어 간호사, 조산사, 및 간호/조산 인력)와 남성이 주류를 형성하고 있는 보건의료 인력 범주(예를 들어 의사, 의사 보조자)간에 봉급과 수가의 차이를 없애는 조치를 제도화하는 것이다. 이렇게 하면 앞에서 제시한 교육과 훈련 및 직업을 남녀 동수로 모집하는 방법과 같은 효과가 나타날 것이다. 그러나 이런 과정을 거치게 되면 여성이 주류를 이루고 있는 분야(간호와 조산)에 재정적으로 충분한 보상이 이루어지기 때문에, 남성들이 이 분야에 많이 진출하여 여성들을 몰아낼 가능성도 있다. 현재 남성이 지배적인 보건의료 인력 분야에서도 이런 변화가 일어난다면 간호 분야에서의 변화도 받아들일 수 있을 것이다. 그러나 상당히 체계적인 노력을 통해 여성이 의료 분야에서 직업을 얻고 유지하는 데 필요한 교육이나 훈련을 받을 수 있게 되기 전까지는 이런 변화가 이루어지기는 어려울 것이다.

여성이 주류를 이루는 보건의료영역에서 여성이 밀려날 가능성도 있다. 조산이 좋은 사례이다. 실제로 영국과 미국을 비롯한 여러 나라에서 조산사는 산부인과 의사라는 직업에 의해서 말살되었다. 산부인과 의사는 주로 남성이며, 부인과적인 문제가 없을 때에도 높은 보수를 받는다. 최근에 조산과 전통산파를 비롯한 조산사에 대한 관심이 되살아나고는 있지만 이들은 산부인과 의사처럼 높은 보수를 받지는 못하고 있다.

학생이나 훈련생이 주로 남자였던 전통이 있는 교육과 훈련 프로그램의 경우, 기본교육과 훈련 프로그램에 여성을 받아들이려면 특별한 노력이 필요하다. 왜냐하면 여성들은 사회화를 거치면서 스스로에 대해 부정적인 이미지를 가지고 있으며, 여성들은 가정을 돌볼 책임이 있고, 또 여러 나라에서 '보조' 인력이 아닌 '전문' 인력을 길러내는 기본교육과 훈련을 받는 데 필요한 만큼 교육을 받은 여성의 수가 부족하기 때문이다. 따라서 입학요건에 해당되는 여성을 찾아 그들에게 전문 인력이 되는 훈련을 받으라고 설득하는 캠페인을 벌일 필요가 있다.

여성이 교육과 훈련과정에 들어와 이를 모두 마칠 수 있도록 도우려면 이들을 지원하는 기전이 필요하다. 이런 지원기전은 기본교육과 훈련에만 필요한 것이 아니고 보수교육과 고용에도 필요하기 때문에 나중에 다른 절에서 자세히 다룬다.

또 교육 프로그램에 참여하는 남자행정가, 남학생이나 남자훈련생, 그리고 남자교수들이 성차별적인 태도를 보이거나 성차별 행위를 하지 못하도록 하는 조치도 취해야 한다. 차별은 여러 가지 형태가 있을 수 있으며, 다양한 측면에서 올 수 있다. 예를 들어 모집, 입학, 자녀가 있는 여학생, 재정적인 지원, 기숙사, 체육시설, 탁아 및 학생진료서비스와 같은 문제에서 남녀를 차별할 수 있다. 한 기관 안에서 남자교수와 남학생들이 여러 가지 방법을 사용하여 때로는 노골적으로 때로는 은밀하게 성차별을 할 수 있다. 여성들은 개인적으로 차별에 대응할 수 있으며 그렇게 하고 있지만, 반드시 집단적이고 일반적인 방법으로 차별에 맞서 싸우는 활동을 하여야 한다. 이런 점에서 현재의 교육자료에 담겨 있는 여성과 남성의 역할에 관한 고정적인 이미지를 제거하기 위한 의식적인 노력이 반영되어 있는 교육자료가 필요하다는 것을 강조하여야 한다. 특히 사진, 스케치, 그림과 사례에 의해 전달되는 메시지에 주의를 기울일 필요가 있다.

이외에도 교수와 훈련자들 자신이 남성과 여성의 역할에 관한 고정적인 이미지를 강화시키는 역할을 한다. 이런 면에서 남자교수와 여자교수간의 차이의 정도나 특성은 알려져 있지 않다. 따라서 교수와 훈련자를 양성하는 적절한 교육 및 훈련 프로그램을 개발할 목표를 가진 연구에서는 이런 주제가 중요한 연구 영역이 될 수 있다. 여기서는 어디에서 어떻게 시작하는가가 중요한 문제이다. 앞으로 교수나 훈련자가 될 사람을 가르치는 사람도 역시 그들 자신의 사회적 조건의 영향을 받고 있기 때문이다.

(2) 여성 보건의료 인력을 위한 보수교육

보수교육이 필요한 상황은 다음과 같이 무척 다양하다(1).

□ 일차보건의료에 대한 관심이 증가되거나 새로운 약이나 장비가 도입되는 등, 보건의료에 관한 지식, 자원 또는 방법이 개발되었을 때

□ 인구 구성이 변하거나 이환율, 사망률, 서비스에 대한 요구 양상이 변화하는 등, 보건의료 요구가 변화되었을 때

□ 기본교육이나 훈련이 보건의료 인력이 할당받은 업무를 수행하기에 부적절할 때

□ 보건의료서비스의 목표가 바뀌었거나 조직이 변화함에 따라

보건의료 인력의 역할이 변화하였을 때
- □ 동기와 표준을 유지시킬 수단이 없이 고립된 상황에서 일하는 개별 인력이 제공하는 진료의 질이 저하되었을 때
- □ 업무가 관리 기술과 같은 추가적인 능력을 요구하는 것 등으로 변화하였거나 승진하였을 때
- □ 보건의료 인력 스스로 학습이 필요하다고 느낄 때

위의 모든 것들을 보건의료 부문에서 일하는 남녀 노동자에게 동일하게 적용할 수 있지만, 여성의 경우에는 특별한 고려를 하여야 한다. 특히 일반적인 남성 노동자와는 달리 대부분의 여성 노동자들은 많은 시간을 가사노동에 투여해야 한다는 사실을 감안하여야 한다. 이런 사실 때문에 여성들은 보수교육이 업무시간중에 업무현장에서 이루어지지 않는 한 보수교육을 받을 기회를 갖기 어렵다. 이외에도 여성이 공식 보건의료 노동력의 다수를 차지하고, 가정에서 진료의 주 제공자라는 사실에도 불구하고 상위 관리직에는 여성이 거의 없기 때문에 보수교육을 통해 보다 많은 여성들이 지도적인 지위를 얻을 수 있도록 특별한 노력을 기울일 필요가 있다. 그러나 많은 수의 여성이 아이를 가지고 낳기 위하여, 또는 가정내에 아픈 사람을 돌보기 위하여 일을 중단하여야 하기 때문에 지속적으로 경력을 쌓을 수 없다는 사실 또한 고려하여야 한다. 따라서 이들이 보건의료 분야에 다시 들어오려 할 때를 대비하여 이들에 대한 보수교육에도 특별한 관심을 둘 필요가 있다.

특히 앞에서 여성의 보건의료 업무에 관한 기본교육에 대해 검토할 때 언급했던 사항들이 보수교육에도 모두 다 적용된다. 예를 들어 더 많은 여성들이 교육을 받을 수 있도록 하여야 하며, 그들이 제공되는 기회를 이용할 수 있도록 지원체계를 만들어야 하고, 교재에 성차별적인 내용이 들어가지 않도록 하고, 교수와 감독요원이 여

성을 무시하거나 여성에게 교만한 태도를 보임으로써 묵시적이든 명시적이든 여성을 차별하지 않도록 하여야 할 것이다.

앞에서 얘기한 요소 외에도 여성 보건의료 인력에게 보수교육을 할 때는 다음과 같은 점을 고려하여야 한다. 즉 여성이 특정 전문영역에 들어가지 않으려 하거나 의사결정을 하는 지위를 피하는 경향을 갖게 했던 기존의 기본교육과 훈련 프로그램을 보완하거나, 여성들은 아예 그런 훈련을 받을 기회조차 없었던 상황이 보상될 수 있어야 한다는 점이다. 몇 가지 이유로 인해 여성들은 소아과, 정신과, 마취과 및 공중보건과 같은 영역에 남성보다 더 많이 들어간다는 증거가 있다. 이것으로 보아 '남성이 지배적인 전문과목이 여성의 전문과목 선택에 영향을 미치고 있지 않은가'라는 문제를 제기할 수 있다. 의료 분야의 전문과목은 보수교육의 한 부문이며, 특정 전문과목의 문화가 여성의 전문과목 선택에 어느 정도 영향을 미친다는 가정 하에서, 보수교육 프로그램의 설계·관리 책임자는 이런 전문과목들에서 나타나는 성 고정화 경향에 맞서 싸우거나 이를 극복할 방법을 찾아야 할 것이다. 기본교육이나 보수교육을 불문하고 다양한 보건의료 직종의 교육 훈련 프로그램 응시자를 안내하는 사람도 마찬가지이다. 문제의 하나는 교육과 훈련 프로그램의 설계 및 관리자(주로 남자) 스스로가 고정된 틀에 얽매어 있기 때문에 프로그램을 조정할 때 시간, 장소, 방법 등에서 남성에게 편리한 방식을 택하는 경향이 있다는 것이다. 그러나 이런 현상은 프로그램의 담당자가 여성인 경우에도 마찬가지이다. 간호와 조산인력을 위한 교육 훈련 프로그램의 경우에도 그렇다.

마지막에 언급한 사항은 특히 중요하다. 왜냐하면 간호와 조산인력은 공식적인 보건의료체계에서 가장 큰 단일 노동력을 구성하기 때문이다. 이런 인력의 교육과 훈련이 이루어지는 방식은 본질적으로 임상적인 환경(예를 들어 병원, 진료소 및 민간부문의 개원의)에서 의사를 지원하는 데 적합한 방식이다. 여기서 전 세계 대다수의 나라에서 의사는 거의 다 남성이고 간호사와 조산사는 대부분 여자라는 사실을 파악하는 것도 중요하지만, 더 중요한 것은 의사의 교육과 훈련의 지향점(예를 들어 임상 업무를 지향)에 따라 간호와 조산 교육의 지향점(역시 임상 업무를 지향하지만 간호사와 조산사의 업무 중에서 가장 중요하고 어려운 업무는 의사의 생산성을 높이고 의사의 수입을 효과적으로 높여주도록 설계된 지원체계의 하나로 봉사하는 것이다)도 주로 결정된다는 사실이다.

일차보건의료를 인류 모두의 건강을 달성하기 위한 기본적인 방법으로 보고 이를 지원하는 나라에서는, 많은 것들을 변화시켜야 한다. 간호와 조산에 관한 교육 훈련의 지향점이 변화하는 것에 국한되어서는 안된다. 이때 가장 큰 문제는 이미 임상적인 환경에 둘러싸여 있는 간호와 조산인력에게, 보수교육을 통하여 임상적인 환경과는 상당히 다른 일차보건의료에서 더 커다란 역할을 하도록 설득할 수 있는가 하는 점이다(물론 의사에 관해서도 비슷한 문제가 제기된다). 이 문제는 특히 앞에서 언급한 보수교육의 주요 이유의 하나인 보건의료 인력의 역할 변화라는 면에서 볼 때, 중요하다(그 결과, 예를 들어 인류 모두의 건강을 달성하는 기본 방법으로 일차보건의료의 중요성이 커졌다). 이런 상황에서 보수교육이 '의료팀' 구성원에게 보건의료의 새로운 개념과 이런 개념에 맞는 행위양식을 가르치는 방법으로서의 역할을 어느 정도나 수행할 수 있는지 진지하게 평가해 볼 필요가 있다.

보건의료 업무에서 여성을 위한 보수교육을 논의할 때는 공식적인 보건의료부문과 비공식적인 부문의 보수교육에서 지도자로서 갖추어야 할 소양을 개발하는 것이 필수적이라는 것을 언급하지 않으면 안된다. 공식적인 부문에서는 다양한 수준에서 의사결정을 내린다. 그 중의 하나가 바로 직접적인 환자 진료에 관해 결정을 내리는 수준이다. 이런 결정을 내리는 의사결정자들은 보통 사전에 그 능력을 검증받으며, 결정의 책임을 보증하는 방법도 있다. 보건의료 제공자로서의 여성에 대한 자문회의 참석자들은, 직접적인 환자진료에 관한 한 최상급 의사결정자인 의사 사이에 여성의 수를 늘릴 필요가 있을 뿐 아니라, 더 많은 여성이 상위 수준의 '관리'직(즉 국가적·지역적 및 기관의 정책결정, 기획, 사업계획작성, 예산작성 및 평가와 같은 기능을 수행하는 지위)으로 진출할 필요성이 있고, 보건의료 인력을 위한 교육과 훈련 프로그램에 더 많은 여성 감독과 교수가 진출할 필요가 있다는 점을 강조하였다.

환자 진료를 직접 담당하는 인력의 경우 업무에 관한 시험을 거치는 데 반해 앞에서 언급한 관리직의 경우에는 이런 시험을 거치지 않는 경우가 많다. 관리자들은 대부분, 다른 영역에서 입증받은 기술을 기초로 관리자가 되거나 아니면 단기적인 관리 교육을 거친다. 그러나 이런 단기 교육의 경우는 교육의 전제가 되는 환경과 피교육자의 상황이 전혀 다르다는 문제가 있다. 또 순전히 정치적인 이유나 연고로 관리직이 되는 경우도 있기 때문에 관리에 대한 기술이 전혀 없는 경우도 있다. 남녀의 일 처리 능력이 동등하다면 전체적인 노동력의 성비나 다양한 구성 부문의 성비와는 관계없이 일반적으로 남성이 일을 더 잘하는 것으로 평가된다. 이런 현상은 사회·경제적 구조와 관계없이 모든 나라에서 다 적용되는 것처럼 보인다.

보건의료 노동력을 구성하는 여성의 지도자로서의 소양을 개발하는 방법에 관해서는, 여성들간에도 다른 의견을 보이고 있다. 어떤 사람들은 지도자로서의 지위를 열망하는 사람들의 역할 모델이 될 수 있는 여성 강사가 여성만을 대상으로 교육하는 특별한 보수교육 프로그램을 만들어야 한다고 주장한다. 이런 주장의 논리는 관리훈련 프로그램(이 프로그램은 일반적으로 여성에게도 남성과 같이 개방되어 있다고 가정하고 있기는 하지만)은 일반적으로 모집 과정에서 여성을 간과하기 때문에 여성만의 프로그램은 이런 문제를 극복하는 방법이 될 수 있을 것이라는 점이다. 그뿐 아니라 남녀 모두 참여하는 프로그램에서는 여성들이 그들을 지원하고 안내할 여성 역할 모델을 가질 기회가 거의 없다.

여성만의 분리된 프로그램과 여성 역할 모델에 반대하는 사람들의 논리는, 여성이 관리 훈련 프로그램에서 남성과 경쟁하는 법을 배우지 않는다면 관리직 시장에서 남성과 결코 경쟁할 수 없을 것이라는 점이다. 그러나 이런 논리는 프로그램에서 피교육자와 강사진의 성비가 비슷할 경우에만 맞을 것이다.

따라서 이 문제를 해결하려면 남녀 모두에게 관리 훈련 프로그램을 개방하지만, 여성이 프로그램에 참여하도록 하고 프로그램의 내용을 여성의 특수한 필요에 맞추고 훈련자간 성비를 균형있게 구성하는 등의 특별한 노력을 하여야 할 것이다.

특히 마을 수준에서 비공식으로 보건의료를 제공하고 있는 여성에게는 지도력 훈련을 통해 다음과 같은 일을 하도록 도움을 줄 필요가 있다.

□ 여성이 주로 참여하는 지역 보건의료활동의 책임을 맡는다.
□ 지역사회 활동을 하기 위해 조직을 구성한다.
□ 필요도를 측정하고 수행하여야 할 활동을 결정하는 데 참여한다.
□ 식수 공급과 기본 위생 프로그램을 관리한다.
□ 기존 자원과 잠재적인 자원에 접근하여, 마을의 일차보건의료 활동을 수행하는 데 이 자원을 보다 효과적으로 활용한다.

여성이 남성과 함께 훈련자와 피훈련자로 동등하게 참여하는 보수교육체계를 개발하려면, 이런 교육체계의 계획을 수립하고 그를 실행하는 책임을 지는 데 있어서 여성이 남성과 동등하게 참여하여야 하는 것이 필수적이다.

여성에 대한 태도의 변화

이 책의 서두에서 지적한 것처럼 여성은 보건개발에 남성보다 훨씬 더 크고 직접적으로 기여하는 데 비해, 여성이 기여하는 부분은 사람들의 이정을 받지도 못할 뿐 아니라 사회 경제적인 면에서 정당하게 대접받지도 못한다. 또 이런 상황이 일차보건의료의 미래에 대해 갖고 있는 의미도 역시 지적하였다.

보건의료 제공자로서의 여성에 관한 제2차 세계보건기구 후원 자문회의 참석자들은, 일반적인 여성의 업무와 그들의 보건의료에 관한 업무의 중요성을 알리는 활동이 필요하며, 이런 활동을 통해 일반인들의 여성에 대한 태도와 행태 및 여성들 자신의 태도와 행태의 변화를 촉진시킬 필요가 있다는 점을 강조하였다. 다음 세 영역에서 이러한 변화가 필요하다. ① 여성의 보건의료에 대한 기여에 대한 일반적인 남녀의 태도, ② 비공식적인 보건의료체계에서 일하는 여성 보건의료 제공자에 대한 공식적인 보건의료체계에 있는 남녀 직원들의 태도, ③ 상위 의사결정자의 태도.

(1) 일반적인 남녀의 여성에 대한 태도

자문회의 참석자들은 여성이 자신의 이미지를 바꾸기 전까지는, 여성이 갖고 있는 남성의 이미지와 남성이 갖고 있는 여성의 이미지가 변하지 않을 것이고, 따라서 남성의 여성에 대한 태도와 행태는 거의 변하지 않을 것이라고 생각하였다. 이 세 요소는 서로 강력하게 얽혀 있어서 서로를 강화시켜주고 있다.

여러 세대에 걸쳐 온 남녀의 사회적 조건의 차이로 인해, 수많은 여성들은 상대적으로 자존심이 낮고 자신이 없다. 이는 모든 영역에서 일하는 여성들에게 적용되는 현상이고 보건의료 부문도 마찬가지이다. 보건의료 부문에서 여성이 다방면으로 보건개발에 기여하고 있다는 점을 충분히 인정하고 있는 사람은, 남녀를 불문하고 소수에 불과하다. 여성 자신의 그들의 기여에 대해 제대로 인식하지 못하고 있는데, 다른 사람들이 그에 대해 적극적인 가치를 둘 리가 없다. 예를 들어 아프리카의 몇 개 부락을 조사해 보았을 때, 여성들은 그들이 무슨 일을 하는지 전혀 인식하지 못하면서 대부분의 일차보건의료를 제공하고 있었다. 그들은 단순히 자신들이 보건의료를 제공하고 있다는 사실도 인식하지 못하고 있었다. 이 조사를 통해 여성들은 자신의 가치를 더 크게 인식할 수 있게 되었다.

일단 여성이 자신들의 자존심을 개발하기 시작하면, 남성들도 여성들에 대해 긍정적인 이미지를 갖게 되며, 여성들을 동등한 위치에 놓고 다루는 것같다. 이런 일이 일어나도록 하려면, 여성들은 여성들간의 모임에서뿐 아니라 남성과의 통로를 통해서도 서로를 지원하여야 한다. 여성들은 남성들처럼 자신들의 자질을 칭찬하여야 한다. 보건의료에서의 여성의 역할에 관한 한 여성은 그들의 일차보건의료 활동을 보다 가시적이 되게 만드는 방법을 고안하여야만 하고, 비공식적인 체계에서 여성이 제공하는 다른 많은 건강관련 서비스뿐만 아니라 여성으로 구성된 서로 돕기 모임(self-help group)이 신뢰와 가치의 이미지를 가질 수 있도록 하는 방법을 고안하여야 한다. 자문회의 참가자들은 전 세계 모든 나라에서 여성들이 보건의료 부문에서 수행하는 노동(임노동이 포함된 지불을 받는 노동과 자원봉사와 같은 무보수 노동)을 모두 다 포함시킨 통계자료를 수집하고 분석하는 체계가 필요하다는 점을 강조하였다. 이렇게 제안한 이유는 (공식부문에서 여성이 수행하는 업무와 함께) 비공식적인 부문에서 (주로 여성에 의해) 제공되는 많은 양의 보건의료서비스가 밝혀지고 측정되기 전까지는 여성이 보건의료, 특히 일차보건의료에 기여하는 부문이 제대로 밝혀지기 어려울 것이기 때문이다.

여성들이 자신에 대해 재평가하게 되면 남성에 대한 견해와 행태도 변화할 것이다. 구체적으로 남성이 수행되는 작업만이 중요하고 남성만이 그 일을 할 수 있다는 뿌리깊은 사회적 인식에 따라, 여성들은 그동안 감히 그 일을 하려고 하지 않았다. 그러나 이런 과거의 행태는 바뀌어야 한다. 이를 위하여 많은 여성들은 지금까지 자신들에게 거부되었던 지위를 얻기 위해 훈련을 받고 그 지위를 차지하겠다는 의지를 표현하여야 한다. 그동안 여성들은 성차별을 받아온 결과, 또 남성과 비교해 볼 때 그들의 평가가 상대적으로 낮다는 이유로 인해, 그런 지위에 도전하기를 주저하였다. 그뿐 아니라 보건의료를 비롯한 가정일을 남성이 보다 공평하게 나눠서 하도록 하는 여성운동은 보건의료 영역과 전체 사회에서 양성간의 노동 분배 방식에서 필요한 변화를 주도하고 강화시키는 데 도움이 될 것이다. 이때 중요한 영역은 훈련과 업무의 기회, 역할, 참여 수준, 업무량, 인식 및 보상 등이다.

성인남녀는 서로 평등을 추구할 뿐만 아니라, 자녀들이 태어난 첫날부터 성과 관계없이 동등하게 길러지고 지원받고 도전하도록 격려받을 수 있도록 노력하여야 한다. 그러나 대부분의 부모들은 자신들이 딸과 아들을 차별한다는 사실조차 인식하지 못하고 있기 때문에 아직 배워야 할 것이 많다. 전통에 따라 딸과 아들을 다른 방식으로 키우게 되면 장기적으로는 양성에게 해로울 수도 있다는 것을 알고 있는 부모는 극히 드물다. 왜냐하면 부모들도 어린 시절에 성인이 되어 부모 역할의 긍정적 또는 부정적인 측면을 충분히 알 수 있게 해주는 데 필요한 경험을 하지 못했기 때문이다. 이처럼 부모 역할의 양 측면을 알지 못하기 때문에 양성간의 갈등이 일어나며, 이 갈등은 가정생활과 사회생활 모두를 분열시키기 때문에 양성 모두 힘들다. 그뿐 아니라 노동 시장에도 이 갈등이 확장되어, 노동력의 개별적·집합적 생산력에 나쁜 영향을 준다.

(2) 공식적인 보건의료체계에서 일하는 직원들의 비공식부문에 대
한 태도

공식적·비공식적 보건의료체계는 모든 나라에 존재하지만 보통
이 두 체계는 상호 연관을 갖고 있지 않으며, 또는 서로 경멸하거나
불신하는 경우도 많다. 공식적인 보건의료체계는 소수 인구만을 위
한 '질 높은 의료서비스'에만 초점을 맞춘다고 비난받으며, 비공식
적인 보건의료체계는 '우수성의 척도'에 대한 단서를 갖고 있지 않
다고 비난받는다. 의사들은 높은 비용의 보건의료서비스를 독점하는
방편으로 주로 '우수성'이라는 기치를 내세운다. 세계보건기구 자문
회의 참석자들은 특히 일차보건의료의 기획과 실행 및 평가에 있어
서 이 두 체계가 강력한 연계를 갖는 것이 중요하다는 점을 재차 강
조하였다.

두 체계가 연계를 맺으려면 모든 부문의 태도가 변화되어야 할
것이다. 공식적인 보건의료부문의 직원들은 남녀 모두 방향재설정
프로그램을 통해서 비공식적인 부문과 특히 그 부문의 여성들의 기
여 정도를 알고 있어야 한다(여성들은 비공식 부문 보건의료의 95%
정도를 제공한다고 추정된다). 공식 보건의료 부문의 직원들은 지역
사회의 일반 여성에게 보건교육을 제공하고 전통 산파를 훈련하고,
아이를 보살피는 여성에게 일차보건의료에 관해 훈련시키고, 여성들
이 스스로 지역사회 건강을 개선하고자 하는 사업을 기획하고 실행
할 수 있도록 도와줌으로써 여성들의 기여도를 높일 수 있다.

이와 같은 활동은 해당 지역사회에서 받아들일 수 있는 방법으로
수행되어야 한다. 지역사회마다 고유한 문화가 있기 때문에 외부에
서 부과된 방법을 쉽게 수용하지 않는다.

(3) 고위 의사결정자들의 여성에 대한 태도

고위 의사결정자들이 실제로 여성과 보건개발을 비롯한 국가개발에 대해 무엇을 생각하고 있는지는 확인하기 어렵다. 많은 고위 의사결정자들은 광의의 차원에서 국가의 보건과 복지가 남성뿐만 아니라 여성에게 달려 있다는 사실을 알고 있음을 나타내는 문서를 (문서로 또는 말로) 만들어 낸다. 그러나 대부분의 경우 이런 '정치적'인 발언은 발언으로 그칠 뿐 남녀평등을 보다 신속하게 이루게 할 만한 어떤 중요한 실제적인 후속조치가 이루어지지 않는다. 남녀평등을 지원하는 정책이 있고 법이 제정된 나라에서도 마찬가지이다. 한 사회가 인류 모두의 건강이라는 목표에 다가가기 위해서는 이런 법과 정책의 시행을 강화하고 모니터하기 위한 장치가 필수적이다.

자문회의 참가자들은 여러 수단을 동원하여 정치가와 의사결정자가 보건의료에 대한 여성의 기여와 여성들이 이 측면에서 부딪히는 문제들, 그리고 여성의 기여가 확대되고 보상받을 수 있는 방법들을 보다 충분히 알 수 있도록 하여야겠다고 생각하였다. 이 목표를 위해 세계보건기구 지역 워크숍을 열기로 하였다.

여성에 대한 사회의 태도와 행태를 변화시키기 위한 활동은 보건영역 내외의 모든 교육 및 훈련 프로그램의 필수적인 부분이 되어야 하며, 가정 보건교육 프로그램에도 그 내용이 들어가야 한다. 이때 교육은 말뿐 아니라 사진이나 그림, 게임, 다른 보조학습자료를 통해서도 수행될 수 있다는 것을 기억하여야 한다. 예를 들어 책, 잡지, 라디오, TV 및 전시회와 같은 것이 있을 수 있다. 이 경우 매체를 자세히 검토하여, 여성은 남성이 하지 않는 중요하지 않은 일을 하는 데만 유용하다는 견해를 가진 것이 아닌지 확인하여 그런 것은 제거하여야 한다.

보건교육

보건교육은 사람들은 건강하기를 원하고 어떻게 하면 건강해질 수 있는가를 알고, 건강을 얻기 위해 개인적 또는 집단적으로 무언가를 할 수 있으며, 그들이 건강을 필요로 할 때 도움을 구하는 상황으로 이끄는 활동의 조합으로 정의되어 왔다.

보건교육은 남녀노소를 불문하고 모두에게 필요하다. 그러나 여성은 가정과 지역사회에서 주로 보건의료를 제공하고 있기 때문에, 특히 마을과 도시의 빈민 지역의 여성들을 위한 대규모 보건교육 프로그램을 가장 먼저 개발하여야 할 것이다. 이런 프로그램의 목표는 여성이 그들 자신의 건강을 개선하고, 그들의 가족이나 지역사회에 보다 효과적으로 보건의료를 제공할 수 있도록 그들의 능력을 확장시키는 것이어야 한다. 이와 같은 두 가지 측면은 강조될 필요가 있다. 왜냐하면 가족의 건강 상태는 부인/어머니의 건강에 강하게 영향을 받기 때문에 어머니의 건강이 나쁘면 아픈 아이나 다른 친척들을 돌보기가 어려워지고, 임신을 비롯한 그들이 해야 할 다른 일들을 못하기 때문이다. 인류 모두의 건강을 달성하기 위한 활동을 수행하면서 이 악순환을 깨뜨려야만 한다.

마을이나 도시의 빈민가에 사는 여성들은 여러 가지 일을 많이 하고 있어 시간이 거의 없다. 따라서 이들을 위한 보건교육 프로그램은 그들에게 편리한 시간에 편리한 장소에서 이루어져야 한다. 이 외에도 모든 여성들이 보건교육을 받아야 하지만 특히 더 받을 필요가 있는 여성들이 글을 읽을 수 없는 경우가 많기 때문에, 이들에게 맞는 특수한 교육방법이 필요하다. 사실 문맹 자체가 더 나은 건강을 달성하는 데 장애물이 되기 때문에 보건교육은 문맹퇴치 교육과 통합되어야 하고 그 역도 마찬가지이다.

사회적으로 여성이 어린아이들의 양육 조건을 만들어주고 건강에 좋다고 생각되는 행위를 아이들에게 가르치는 사람은 여성이기 때문에, 여성들은 보건교육자이기도 하다. 그러나 그들 자신이 수행하고 다른 사람에게 가르치는 행태 중에서 많은 부분이 건강에 해로울 수 있다. 보건교육 프로그램의 과제 중의 하나는 한 문화 안에서 존재하는 다양한 행위를 분류하여, 건강에 좋다고 알려진 것은 장려하고 건강에 해로운 것으로 알려진 것은 하지 않도록 하며 건강에 이롭지도 해롭지도 않은 것은 그냥 놔두는 것이다.

여성들이 자신에 대해 부정적인 이미지를 갖고 있기 때문에 여성 자신의 건강뿐 아니라 가족의 건강까지도 나쁜 영향을 받는다. 따라서 보건교육 프로그램에는 여성의 생식 주기와 관련된 문제와 가정과 사회에서 남녀의 역할과 관련된 문제에 관해서 여성이 자신을 다른 관점에서 바라보도록 촉구하는 내용을 담고 있어야 한다. 앞에서 말한 것처럼, 여성들의 자신에 대한 이미지가 변함에 따라 여성들이 갖는 남성의 이미지와 남성이 여성에 대해 갖는 이미지도 변하고 있다. 이런 이미지의 변화라는 문제는 '가정생활 교육'이라는 제목으로 더 적절하게 다룰 수 있지만, 앞에서 제시한 '보건교육'의 정의는 보건개발의 이런 측면까지 포괄할 수 있을 만큼 폭넓은 것이다. 건강이 가족의 안녕에 얼마나 기여하는가 하는 것도 가족 구성원이 반드시 알아야 할 지식이다. 그리고 보건교육에서는 건강에 기여하는 요소에 대해 알아야 한다는 점(예를 들어 청결, 예방접종, 적절한 영양, 휴식, 수면 등)은 자주 언급하는 반면, 한 가족의 남녀 구성원 사이의 상호 이해와 존중이 중요하다거나, 여성이 가정에서뿐 아니라 가정 밖에서도 일해야 하는 곳에서 자녀양육과 같은 가사일을 남녀간에 분담하는 것이 중요하다는 사실은 거의 언급하고 있지 않다. 그러나 이들은 건강의 조건을 이루는 매우 중요한 요소들이므로 보건교육 프로그램에서 다루어야 할 것이다.

여성의 보건교육은 지역사회 보건교육자를 훈련하는 한 가지 방법이다. 이는 "어머니에게 건강을 가르치면, 나머지 사람들은 어머니들이 가르칠 것이다"라는 말에 잘 표현되어 있다. 적절한 보건교육은 여성이 긍정적인 역할모델이 될 수 있도록 하고, 이렇게 되면 보다 건강한 생활양식을 가져올 행태 변화가 장려되고 궁극적으로 지역사회의 건강수준이 높아지게 될 것이다.

고용

보건개발을 비롯한 국가개발계획은 합리적이고 강제적인 고용 전략이 있고, 이를 뒷받침할 적절한 지원체계가 없다면 아무런 가치도 없다. 이 전략에서는 두 가지 본질적인 요소를 고려할 필요가 있다. 첫 번째 요소는 사회가 교육과 훈련을 위한 자원을 투자하였거나 투자할 계획이 있는 경우 그 과정을 이수한 사람에게 직업—내용과 보상의 면에서 받은 교육과 훈련의 형태 및 수준과 일치하는 직업—을 보장할 필요가 있다는 점이고, 두 번째 요소는 여성이 노동력으로 효과적으로 참여할 수 있게 해주는 정책과 구조를 갖출 필요가 있다는 것이다.

실제적으로 모든 나라에서 교육과 훈련 및 고용에 관한 정책과 실제는 남성의 가용 시간에 기초한 규범에 잘 맞는다. 보건의료 부문이나 다른 부문이나 다 마찬가지이다. 남성에게 있어서는 결혼, 자녀의 출산, 이혼과 같은 사건은 그들이 교육을 받거나 임노동에 참여하는 결정을 내리는 데 별다른 영향을 미치지 않는다. 그러나 여성의 삶에 있어서는 과도기(가정과 남편을 돌보는 시간이 필요한 결혼, 임신과 자녀 양육 등의 시간이 소비되는 출산)가 있다. 따라서 생애 주기의 과정에서 교육을 받고 임노동자가 되는 데 사용할 수 있는 시간이 남성은 비교적 지속적이지만 여성은 상당히 축소될 수 있다.

오늘날 가장 지배적인 고용체계 하에서 장기 휴직 없이 일주일에 5~6일씩 고정된 시간 동안 전임으로 일할 수 없는 사람은 차별이나 제재를 받을 위험이 있다. 주로 선진국에서 이런 상황을 바로잡기 위하여 다양한 방법이 시도되었다. 예를 들어 피용인이 자신에게 가장 편리한 노동시간을 선택(즉 변경)할 수 있게 하거나, 변형 또는 유동 노동시간제를 도입하거나, 주당 노동일수를 단축하거나 시간제 노동을 도입하는 등의 방법을 시도하였다.

대다수의 시간제 노동자는 여성이다. 시간제 노동을 통해 여성들은 가정일과 회사일을 편리하게 나눌 수 있는 장점은 있는 반면, 시간제 노동자들은 일반적으로 중요도가 떨어지는 업무를 맡고 소득이 낮으며 노동 조건이 열악하고 사회보장이나 다른 복지혜택을 받을 수 없다는 심각한 문제를 안고 있다. 시간제 노동을 하고 있는 사람들이 앞에서 언급한 불이익을 당하지 않도록 시간제 노동을 개선할 필요가 있다.

이 외에도 가정내에서 할 일이 많은 노동자를 위해 필요한 것은 부모 휴가, 병가 및 아동 양육 프로그램과 같은 것이다. 이것은 고용정책만의 문제는 아니고 가족을 가진 사람이 노동력에 참여할 수 있도록 하는 것이며, 보건의료 제공자로서의 여성에 관한 고용전략의 특징이 되어야 한다.

여성들은 지속적으로 노동을 하기 어려우며, 이 점이 바로 여성의 고용 지위의 조건을 형성하는 주요 요인의 하나이다. 직업의 지속성이 소득에서 중요한 요소라는 점은 잘 알려져 있다. 왜냐하면 지속적으로 한 업무를 맡게 되면 경력을 쌓을 수 있고, 직장연수나 승진의 기회도 생기기 때문이다. 여성이 노동력에서 탈락한 이후의 결과에 대한 연구는 소득에 관한 성적 차별의 정도를 측정하기 위해 중요하다. 또 고용체계에서 빠져나왔던 여성의 경우, 노동시장에 어떤 변화가 일어나면 다시 노동력으로 복귀할 수 있는지를 찾아내는 연구도 필요하다. 예를 들어 여성들은 임금이 올라가면 노동에 대한 관심이 더욱 고조될 가능성이 있다. 여성들이 쉽게 직장을 그만두기 때문에 여성을 특정 지위에 고용하는 것을 주저하고 있는 고용자들에게 이런 연구 결과를 제시하면 그들의 태도를 변화시키는 데 도움이 될 수 있을 것이다. 여성의 경우 이직률이 높을 것이라고 예상된다면, 고용주는 여성들에게 직장연수를 시키거나 관리직이나 감독직으로 승진시키는 것이 낭비라고 생각할 것이다. 물론 이렇게 되면 머물고자 하는 인센티브가 별로 없는 직업에만 여성이 고용되는 악순환을 낳는다. 여성에게 높은 임금을 줄 경우 직업 회전율이 실질적으로 줄어든다는 것을 보여줄 수 있다면, 고용주들은 태도를 바꿔 여성에게 더많은 경력의 기회를 제공하고 더 많은 여성들을 관리직으로 승진시킬 것을 고려할 것이다.

여성의 고용에 차별이 남아 있는 한 차별의 효과에 대하여 지금보다 훨씬 더 많은 정보가 필요하다. 보건부문은 특히 직업(occupation)별 피고용인의 분포, 실업률, 임금과 소득, 교육수준·경제활동기간·경험 등에 따른 피용인의 특성, 그리고 직업이동률(퇴직, 신규채용, 승진) 등을 성별로 분리하여 정리해 놓은 자료가 적다. 이런 자료를 분석하여 얻은 정보는 여러 가지 목적에 유용하게 사용할 수 있다. 공식적인 보건의료체계에 있는 인적 자원의 개발과 관리를 위한 기획을 세울 때, 그리고 고용주나 의사결정자에게 실제 상황을 정확히 보여주기 위하여 사용될 수 있다.

지원체계

가사일을 책임지고 있는 노동자에 대해 국가에서 펼칠 수 있는 정책은 세 가지 형태가 있다. 첫 번째 형태는 고용에서의 성차별을 폐지할 목적을 가진 법적, 행정적인 조치이다. 여기에는 출산휴가,

장기 휴가 및 노동시간의 단축과 같이 여성이 가정과 직장에서의 역할을 교대로 수행할 수 있게 하는 조치가 있다. 두 번째 형태의 정책은 탁아시설 및 가사서비스 형태의 가정지원체계 및 음식을 판매하는 매점과 같은 시설을 작업장내에 설치하는 것과 같이 여성노동자를 지원하는 조치이다. 세 번째 형태의 정책은 가정내 책임 때문에 일을 그만두었지만 다시 일하고 싶어하는 노동자에 관한 정책이다. 이에는 직업 안내, 필요한 추가 훈련의 제공 및 재고용을 목적으로 하는 직업소개 서비스 등이 있다.

첫 번째 형태의 정책에 있어서 특별 휴가의 제공이나 노동시간의 단축과 같은 조치는 노동자에게 휴가 이후의 복직을 보장하고, 연금수급권의 축적, 의료보험, 유사 복지혜택의 유지를 보장하는 것이 필수적이다. 이런 조치에 기반한 정책은 상당히 유연하게 집행되어야 할 것이다. 그러나 이런 조치들은 고용주와 사회제도가 단속적(간헐적)인 노동(다시 말하면 교육과 가족관련 책임에 소비하는 시간과 교대하는 노동)이라는 개념을 규범으로서 받아들인 후에야 가능할 것이다.

앞에서 언급한 두 번째 형태의 지원체계에서는 일하는 어머니뿐 아니라 교육과 훈련에 참가하고 있는 어머니에게 있어서도 탁아시설이 무척 중요하다. 이런 시설은 여러 나라에서 설립되었고 다양한 종류가 있다. 탁아소, 유치원 및 학생들을 위한 놀이시설, 취미방, 워크숍 등의 공공시설이 한 건물에 집중되어 있는 형태를 취하기도 한다. 이밖에 한 어머니가 자신의 집에서 주변의 일하는 어머니의 아이들 몇몇을 돌보아 주는 '주간 탁아모'체계도 있다. 집단 탁아는 다음과 같은 문제를 해결하여야 한다.

　□ 학령전 아동을 돌보는 시설이 부족하다.
　□ 학령기 아동을 학교가 끝난 후나 휴일 동안, 그리고 부모가 일

해야 할 때 돌보아주는 시설이 부족하다.
- 작업장, 가정 및 탁아시설간의 거리가 먼 경우 이동에 문제가 있다.
- 탁아가 아동에 미치는 효과
- 탁아모가 책임지고 있는 어린이의 보건의료 필요를 충족시켜 줄 수 있도록 훈련을 할 필요가 있다.

오늘날까지 탁아는 주로 편모 가정이나 맞벌이 부부 가정의 필요를 충족시켜주거나, 아니면 건강이 나쁘거나 다른 피치 못할 사정으로 자녀를 돌보아줄 수 없는 사람들의 빈틈을 매워주는 것이었다.

그러나 탁아는 일하는 부모를 위한 지원체계 이상의 의미를 가지고 있다고 볼 수 있다. 이는 아이들에게 가족 외의 다른 사람과 관계를 맺게 해주고, 건강증진과 질병예방 및 교육적 활동을 위한 환경을 제공하는 것으로 보아야 한다.

탁아를 보건의료와 연계시키면 여러 가지 장점이 있으며, 탁아와 보건의료가 서로 강화되는 효과가 나타날 것이다. 영유아기는 영양부족이나 성장발달의 손상과 같은 특별한 위험이 있는 시기이다. 좋은 탁아시설에서는 어린이들의 건강과 영양 감시활동(surveillance)을 시작하기가 좋고, 성장발달을 모니터하고 신체적, 정신 사회적 문제를 예방하거나 조기에 발견할 수 있게 될 것이다. 탁아시설에 있는 어린이들은 예방접종, 보충식이 프로그램, 보건교육을 쉽게 받을 수 있다. 그뿐 아니라 보건의료부문과의 연계는 어린이들이 직접 보건의료서비스를 받는 것을 촉진할 수 있을 뿐 아니라 동시에 보건의료서비스와 가정 사이에 의사소통의 수단을 제공한다. 특히 탁아의 필요성이 높은 지역사회에서는 이용가능한 보건의료서비스를 충분히 이용하지 못하는 경우가 많고, 이에 따라 어린이 질병 발생률이 높기 때문에 이런 의사소통은 중요하다. 그뿐 아니라 부모가 좋은 위생과 영양공급의 중요성을 인식하게 하는 데 도움이 될 수 있다.

또 탁아시설은 지역주민 참여를 촉진하는 데 도움이 될 수 있다. 유연하고 적당한 방법을 사용하면 다양한 종류의 부모들과 지역주민들의 참여가 촉진될 수 있고, 이렇게 되면 탁아시설은 상대적으로 중립적인 기반에서 지역주민에게 상호작용의 장을 제공할 수 있게 될 것이다.

현재 개발도상국에 있는 탁아시설의 인원과 직원 훈련에 대한 정보는 부족한 상태이다. 그러나 건강 문제에 대해 약간의 훈련이라도 받은 사람에 의해서 탁아가 수행되면 탁아소 어린이들의 건강이 보다 효과적으로 증진되는 것으로 나타나고 있다. 자원이 부족한 여러 지역사회에서는 지역 주민들이 최소의 훈련을 받고 탁아를 맡게 된다. 이것은 비용-효과의 면에서나 아이들을 지역 환경과 접촉하면서 보살핀다는 면에서 보면 확실히 유용하다. 그뿐 아니라 가능한 곳에서는 탁아시설의 제공에 노인뿐 아니라 남녀 모두가 참여하려는 시도가 이루어져야 한다.

선진국이나 개발도상국의 보다 공식적인 기관에서 공통으로 나타나는 문제는 탁아인력의 빈번한 교체이다. 이것은 보수가 낮고 노동조건이 열악하며 노동시간이 길기 때문이다. 이런 상황이 나타나는 이유 중의 하나는 '유일한 직업'이 아이들을 돌보고 가정을 유지하는 것인 어머니와 여성은 일반적으로 지위가 낮기 때문이다. 즉 탁아가 가정 안에서 보상받지 못하는 기능이기 때문에 공식적인 노동이 되었을 때도 그다지 높은 평가를 받지 못하는 것이다. 그뿐 아니라 직원의 이직률이 높기 때문에, 어린이들이 돌보아주던 사람과의 관계를 끊고 새로운 사람과 관계를 형성해야 하는데, 이것은 어린이들에게 해가 된다.

앞에서 언급한 세 번째 형태의 지원체계는 특히 오랜 기간 직업을 떠나 있다가 다시 직업을 가지려는 여성에게 해당하는 문제이다.

이런 여성들은 보통 경제적 문제 외에도, 나이가 어린 동료들과의 적응 문제, 새로운 위계구조에의 적응 문제, 새로운 작업리듬에 맞추는 문제, 새로운 직업의 요구를 충족시키는 문제, 그리고 가사일과 직장일의 조화와 같은 다양한 문제에 부딪힌다. 여성이 다시 직업을 갖도록 도와주기 위해 직업안내와 직업소개 서비스를 제공하고 있는 나라는 많다. 그러나 결과적으로 보면 이런 서비스가 있다고 해도 대부분의 경우 희망하는 여성들을 모두 소개시켜 주지는 못하고 있다. 재취업을 하기 위한 보수교육의 면에서 보면, 일반적인 보수교육 부문에서 이미 지적했던 것들이 대부분 적용되며, 주요한 차이점은 현재 직업을 가진 사람에 비하여 잠재적인 재취업자들이 부가적인 훈련을 받을 기회가 더 적다는 점이다.

하부구조 개발

세계보건기구 자문회의의 참석자들은 보건의료 제공자로서의 여성 프로젝트의 장기적인 목표인 하부구조를 수립하기 위해서는 국가 자원이 가장 효과적으로 기획, 동원, 조직되고 이용될 필요가 있다고 생각하였다.

"여성이 개발과 보건부문내의 주요 의사결정기관에 통합되기 위하여 국가 기구간의 연계를 수립하거나 강화하기 위한 조치를 취해야 한다."
"국가 수준에서 마을 수준까지 여성의 활동을 조정하고 모니터하기 위한 정부기구를 만들어야 한다."
"보건의료 제공자로서 여성이 참여하고 있는 기존의 조직과 기구를 조정하여야 한다."

일부 국가에서는 다양한 집단 토의를 거쳐 프로젝트와 관련된 여러 활동을 수행하였지만, 조화된 활동계획이 아니었고 지속적인 지

원을 받지 못하였기 때문에 실패로 끝난 경우가 많았다. 이런 활동은
대부분 여성조직에서 수행하였는데, 여성조직은 다른 조직과 고립되
어 일하였을 뿐 아니라 상위 의사결정기관과 관계도 갖지 않았고 정
부기관이나 다른 기관의 지원도 받지 못하였다. 예를 들어 자메이카
에서는 주로 여성이 가입하고 있는 대규모 보건의료 제공자 조직인
자메이카 간호사협회와 자메이카 조산사협회가 여성부와 어떤 공식
적인 대화 통로도 갖고 있지 않았다는 점을 지적할 수 있다. 그리고
이 두 협회에서 제기한 문제를 검토해 보면 그들이 주로 여성으로
구성되는 집단으로서의 간호사와 조산사보다는, 직업으로서의 간호
와 조산의 문제에 더 관심을 가지고 있었으며, 개발에서의 여성의 역
할에 대해서는 잘 알지 못했고 관심도 없었다. 두 조직은 국가에 여
성부가 있다는 것을 알고 있었지만 여성부와의 관계를 어떻게 맺어
야 하는지 이런 연계를 맺으면 어떤 결과를 가져올 수 있는가에 대
해 생각하고 있지 않았다. 여성부는 국가개발활동에서 여성의 통합
을 위한 정책과 전략을 만들어내는 임무를 갖고 있었지만 인력과 자
원의 부족을 비롯한 여러 가지 장애로 그 효과는 제한적이다.

아마도 이런 상황은 자메이카뿐 아니라 다른 여러 나라에서도 마
찬가지일 것이다. 그뿐 아니라 정부에 여성문제를 다루는 부서가 없
는 나라도 있다. 국제연합에서 보낸 설문의 응답을 보면 국제연합
회원국의 약 1/3은 아직 국세연합 여성 10년에 관한 세계회의
(World Conference of the United Nations Decade for Women, 1975
년, 멕시코)에서 만든 세계행동강령(World Plan of Action)을 실행하
는 과제를 다루는 어떤 기구도 만들지 않았다고 한다.

여성문제를 다루는 국가기구(이런 기구가 있는 곳에서는)는 구조,
규모, 구성원의 특성 및 물질적 자원의 면에서 나라마다 크게 다르
고, 다양한 이름으로 불리고 있다.9) 인원이 1~2명인 나라도 있고,

9) 국제가족계획부모연합(International Planned Parenthood Federation)의 계

인원도 많고 활동적인 기구도 있다. 어떤 나라에서는 이런 기구에 여성만이 일할 수 있고 여성문제만을 다루는 곳도 있는 반면, 남녀 모두 참여하여 관심사를 다루는 곳도 있다. 이런 기구가 정부의 실질적인 부서를 이루는 국가도 있고, 이 경우에는 이런 기구의 활동과 결정은 곧 정부의 승인과 지원을 의미한다. 토고의 여성개발부(Ministry for the Promotion of Women), 프랑스의 여성부(Ministry for the Status of Women)와 같이 정부의 한 부서이거나 나이지리아의 사회개발부의 여성국(Women's Division)이나, 인도의 사회복지부의 여성개발국(Women's Development Bureau)과 같이 한 부서의 국이 되기도 한다. 스페인에서는 모든 부서에 여성조직이 있다. 미국에는 여성의 지위에 관한 위원회가 150개가 넘는다.

모든 나라에 여성문제를 다루는 국가기구가 있는 것은 아니지만, 다양한 비정부 여성조직(협회, 모임, 클럽 등)은 어느 나라에나 있다. 그들은 다양한 형태를 띠고 있어, 일부 조직은 여가 활동에만 관심이 있는 여성으로 구성되어 있고, 더 폭넓은 목표를 가지고 있는 조직도 있다. 일반 전문직 여성(여성법조인, 여성의사, 여성관리자)으로 구성되어 있는 조직도 있고, 빈민 여성으로 구성된 조직도 있으며, 부유층 여성이 가입한 조직도 있고, 둘 다 참여한 조직도 있다. 어떤 조직은 도시에 있고, 어떤 조직은 농촌에 있다. '여성협동조합'이라고 불리는 형태를 띠고 있는 것도 있으며, 어머니들로 구성되어 '어머니 연합'이라고 불리는 조직도 있다. 이 조직들은 모두 국가의 보건개발에 참여하도록 장려되어야 한다.

아직까지 정부의 최고 수준에서 특수하게 여성의 문제를 다루는

간지인 ≪피플(*People*)≫ 제7권 제3호(1980년)에 이런 기구의 국가별 명칭이 수록되어 있으며(영어, 프랑스어, 스페인어), 여성과 사회에 대한 다른 정보도 들어 있다. 이 자료는 국제가족계획부모연합의 배포부로 연락하면 얻을 수 있다(주소: International Planned Parenthood Federation, Distribution Unit, 18-20 Lower Regent Street, London SW1Y 4PH, England)

기구가 없는 나라에서는 (이런 나라들이 보건개발을 비롯한 국가개발의 과정에 여성이 평등하게 참여하고 그 결과를 남녀가 평등하게 공유하는 데 관심이 있다면) 적절한 하부구조를 만드는 첫 번째 단계로 이런 기구를 만들어야 할 것이다.

이런 기구가 있기는 하지만 인적·물적 자원이 빈약한 곳에서 가장 먼저 해야 할 일은 이런 기구에서 해야 하는 과제―예를 들어 국가 보건개발에 여성의 참여와 관련된 활동―를 수행할 수 있을 만큼 기구를 강화하는 것이 될 것이다. 그러나 유감스럽게도 여성문제를 다루는 최고 수준의 국가 기구가 보건 문제를 무시하거나 간과하는 경향이 있는데, 이는 최근까지 '보건'은 국가 개발의 필수적인 요소로 생각되지 않았다는 사실 때문일 것이다.

만약 최고 수준의 기구에서 여성조직의 보건관련 활동을 효과적으로 조정하고 있다면, 각국에 있는 이런 조직을 반드시 조사하여, (단순히 명목상의 장이 아니라) 조직의 지도자를 규명하고 조직의 주요 목표와 기능, 보건의료 제공자로서의 여성과 관련된 특수한 목표를 달성하기 위한 활동과의 협력 의지, 이런 목표를 위해 조직에서 실질적 또는 잠재적으로 사용가능한 자원 및 필요할지도 모르는 추가적인 지원과 같은 것을 확인할 필요가 있다. 그리고 이 조사 보고서는 조사 대상 조직은 물론 이에 관심을 갖고 있는 다른 조직과 개인에게 배포하여야 한다. 조사 자체와 조사 보고서의 방향은 다양한 조직간의 기능적 연계(수평적 연계)와 여성문제를 다루는 최고 수준의 조직과 각 조직간의 기능적 연계(수직적 연계)의 개발로 잡아야 한다. 최고 수준과의 연계는 도나 시와 같은 중간 수준에서의 조정기전을 통해서 이루어질 수 있을 것이다.

변화의 과정

변화의 본질

개선은 변화를 의미한다. 여성이 보건의료 제공자로서의 교육이나 직업의 기회, 고용이나 노동조건의 개선과 관련되어 있지 않았다고 해도, 보건의료체계가 운영되는 환경이 항상 변화하고 있다. 여성의 조건을 개선시키는 변화는 개인과 조직의 태도와 행태의 변화를 요구하는 과정이며, 저항에 부딪치는 경우도 많다. 따라서 이러한 변화를 가져오기 위해서는 실용적이며 창조적인 방법이 필요하다.

사실 최근에는 변화의 과정을 주제로 한 연구도 상당히 많이 이루어졌고, 변화의 운영방식에 대한 이론과 변화과정을 기술한 문헌도 많이 출판되었다. 따라서 여기서는 이미 기술되어 있는 것을 굳이 다시 반복하지 않고, 가장 일반적인 이론을 적용하여 보건의료 제공자로서의 여성의 지위를 개선하는 과제를 살펴보고자 한다.

로저스의 변화 이론(47)에 따르면 변화 과정은 기본적으로 5단계를 거친다.

- □ 인식: 개인이나 집단이 변화의 필요를 인식하게 된다.
- □ 관심: 추가 정보와 가능한 해결방안을 찾는다.
- □ 평가: 몇 가지 해결방안을 놓고 이들의 상대적인 장점들을 고려하여 한 가지를 선택한다.
- □ 시도: 선택된 방안을 소규모로 시행해 본다.
- □ 적용: 관련된 체계 전체로 변화가 확대된다.

로저스의 이론으로 보건의료 영역에 있는 여성의 지위를 변화시키는 과정을 검토해 보면 무엇보다도 보건의료체계의 어떤 특징을 변화시킬 필요가 있다는 사실을 여성 자신이 인식하는 것이 중요하다. 여성뿐만 아니라 보건의료체계 안에 있는 대부분의 사람들이 불평등이 있고 이를 바로잡아야 한다는 인식이 증가하고 있다고 해도, 모든 여성이 변화의 필요를 민감하게 느끼게 하려면 아직도 할 일이 많다. 다음으로 여성들은 반드시 이 문제를 극복하는 방법을 고안하여야만 하고, 신중히 검토하여야 한다. 모든 가능한 해결방안을 신중하게 평가한 후에야 한 가지 전략을 선택하여 시도해야 한다. 그리고 가능하면 변화를 대규모로 시행하기 전에 이 전략을 다시 평가해 보기 위해 변화 과정은 단계적으로 또는 시험적인 형태로 천천히 도입하여야 한다.

과정을 시작하기 위해 촉매가 필요한 경우가 많다. 변화이론의 용어로는 촉매작용을 하는 사람을 '변화요원(changing agent)'이라고 부른다. 변화요원은 보통 외부인이고, 어떤 집단에서 자신의 문제를 규명하고 가능한 해결방안에 따라 일을 하도록 도와달라고 요청받는다. 그러나 때때로 조직이나 집단내에 있는 지도력이 있고 어떤 일을 하는 데 필요한 지식과 기술이 있는 사람이 변화요원이 될 수도 있고, 그에게 변화를 주도하는 역할을 요청할 수도 있다.

변화요원에게 필요한 특성, 변화를 가져올 필요가 있는 대상 집단, 보건의료 영역의 너싱의 지위를 개신하기 위해 변화되어어 힐 기본적인 요인과 같은, 변화를 성공적으로 실행하게 해주는 요소가 <표 22>에 제시되어 있다.

'2000년까지 인류 모두의 건강'을 달성하기 위한 세계보건기구의 전략은 일차보건의료를 강조하는 것이며, 여성은 이를 통해 특별한 기회를 얻을 수 있다. 그러나 여성이 이 기회를 활용할 수 있느냐는 것은 전적으로 여성에게 달려 있다. 여기서 과정을 제시하는 목적은

<표 22> 변화의 성공적인 시행에 영향을 미치는 요소[a]

변화요원	대상집단	필요한 변화
변화를 주도할 책임을 지고 특별히 파견된 사람, 예를 들어 - 여성국장 - 여성의 동등한 기회에 관한 시 부서의 장 - 여성지위에 관한 국가활동위원회와 같은 여성조직의 장 - 자문관	보건 직종의 여성 보조 범주의 여성/보건의료 노동자 전통적인 산파나 다른 전통 치료자 마을의 여성조직	교육과 훈련 사람들의 여성에 대한 태도 보건교육 고용 지원체계 하부구조개발
특성	특성	특성
- 국가의 상황에 대해 알 수 있어야 한다. - 말과 글을 통해서 의사소통을 잘 할 수 있어야 한다. - 신뢰성이 있어 지도자로서 인정받아야 한다. - 보건의료 제공자로서의 여성의 지위를 개선하는 데 헌신하여야 한다.	- 무언가 잘못되고 있다는 것을 알고 있다. - 상황을 개선할 필요가 있다고 느낀다. - 변화하거나 적응할 수 있다. - 변화를 바란다. - 변화요원의 가치를 안다. - 정기적인 모임과 같은 이용가능한 의사소통 통로가 있다. - 상층부로부터 변화를 지원받고 있다.	- 혜택이 있다는 것을 알고 있다(그것이 가치있는 것인가?). - 단순하고 이해할 수 있으며, 다루기가 쉽다. - 급격한 변화가 아니라 단계적으로 실행이 가능하다. - 엄청나게 많은 시간과 돈이 드는 것은 아니다. - 위협적이지 않다.

[a]슐츠(49)에서 인용

확고한 계획을 이끌어내기 위한 지침을 제공하고자 하는 것이다. 만약 이 계획이 성공적으로 시행된다면 여성이 보건개발에 기여하고 또 그에서 편익을 얻게 될 것이다.

그러나 이 책에서 정통적인 기획 과정을 포괄적으로 안내하고자 하는 의도는 없다. 보건과 개발에서의 여성에 대한 인식과 자원, 전통, 지지, 지원 및 정치적 배경이 없기 때문에, 대규모의 정부 기획 부서에서와 같이 세밀하고 고도로 기술적인 기획기법을 적용하는 것은 불가능하다. 이런 이유 때문에 우리는 보건의료 영역에 있는 여성인력의 문제에 대한 가장 실제적인 접근법은 이 부분에서 개략적으로 설명한 문제 해결식 접근법이라고 생각한다.

지도자의 발굴

어떤 나라에서나 변화과정은 한두 명의 잠재적인 지도자가 발굴되거나 출현하면서 시작된다. 우리가 여기서 다루고 있는 영역에서는 이런 잠재적인 지도자는 반드시 여자일 필요는 없지만 아마도 여자가 될 것이다. 지도자들은 반드시 보건의료 제공자로서의 여성의 지위에 변화가 필요하다는 것을 깊이 확신하고 있어야 하며, 이 목표를 달성하기 위하여 헌신적으로 활동하여야 한다. 지도자로 등장한 사람들은 여성조직에서 활동하고 있는 경우가 많으며, 일부는 전일제로, 일부는 부분제로 일하며, 또 어떤 사람은 순전히 자원봉사활동을 하고 있을 것이다. 그들의 고용 수준이야 어떠하든 그들은 반드시 자신의 시간과 정력을 대부분, 당면 과제에 투여할 수 있어야 한다.

이런 지도자들은 앞의 부분에서 언급한 '변화요원,' 즉 변화를 주도하는 임무를 특별히 위임받은 사람으로서의 역할을 할 것이다. 그리고 그밖의 다른 변화요원도 선발되어 다른 집단과 함께 일하도록 훈련받을 것이다. 이런 변화요원들은 변화과정을 시작하기 위해 지도자가 만든 초기 핵심 집단의 구성원들인 경우가 많다.

핵심 집단의 형성

한 나라에서 '보건부문의 여성' 운동의 지도자로 임명된 (또는 자청한) 사람은 보통 그 나라 안에서 조정활동을 할 책임이 있다. 그러나 이런 사람이 이미 상당한 정도의 권력이나 위신을 갖고 있지 않다면, 그 사람 혼자만으로는 잘 구성된 체계 안에서 변화를 불러일으키기는 어렵다. 따라서 이 작업을 도와줄 핵심 집단이 될 만한 사람들을 규합하는 것이 필수적이다.

핵심 집단에는 보건부, 기획 및 경제개발부, 교육부와 같은 핵심적인 정부 부서의 정책을 결정하는 지위에 있는 사람들과 보건문제에 대한 명시적인 관심을 가지고 있는 주요 여성단체의 대표자들이 포함되어야 한다.

지역주민의 참여는 고위급 정책결정자의 참여만큼이나 중요하다. 지역의 주민들을 대표하고 주민들에게 책임을 지고 있는 지역의 기관은 정부의 정치가만큼이나 '정치적'일 수 있다. 지역주민이나 정책결정자들은 참여하면 이해하게 되고, 이해하면 참여하고 지원하게 될 수 있다. 반드시 참여해야 하는 사람들을 교육할 필요가 있는 경우가 있기 때문에 여기서 핵심적인 단어는 이해이다.

참여(participation)는 의미로 볼 때 활동적인 과정이다. 참여라고 할 때는 의사결정에의 참여, 프로그램의 개발과 시행에의 참여, 프로그램 편익의 배분 및 평가에의 참여를 모두 포함하는 말이다. 참여하게 되면 사람들은 개발 사업에 더 잘 반응하거나 순응하게 되며, 지역주민들이 사업을 주도하도록 장려하는 데 도움이 된다(40).

학습기회의 제공

핵심 집단의 구성원들은 그들이 직면하는 주요 문제들을 발굴하여 해결하려면, 대부분의 경우 먼저 문제 해결식 접근법을 이용하여 실천을 통한 학습을 하고, 그들 자신의 지도력 기술(skill)을 개선할 기회를 가질 필요가 있다.

사람들에게 문제해결식 접근법을 이용하도록 하는 가장 좋은 방법은 워크숍을 개최하는 것이다. 세계보건기구에서 이미 이 주제에 대한 지침서(20)[10]를 만들어 놓았기 때문에 지금 워크숍을 어떻게

---

10) P. J. Hornby, *Handbook for organizing and conducting an HMP workshop* (Unpublished WHO document, WHO/EDUC/84, 184, 1984.) 참고.

조직하고 수행하여야 하는가에 대해서는 언급하지 않겠다. 따라서 우리는 보건의료 제공자로서의 여성의 지위 변화를 이끌어내기 위하여, 어떤 단계로 문제 해결식 접근법에 참여하는 것이 좋은가 하는 문제에만 주의를 집중하기로 한다.

그 내용은 다음과 같다.

- □ 주요 문제가 무엇인지에 대한 여론을 듣는다.
- □ 이 문제에 대한 사실을 모은다.
- □ 해결해야 할 한 가지 문제를 선택한다.
- □ 문제를 극복하는 방법을 찾는다.
- □ 이 목적을 위하여 계획을 세운다.
- □ 다른 사람들에게 계획 내용을 설득한다.

(1) 여론을 듣는다

프로젝트의 과정에서 보건의료 제공자로서의 여성에 대한 여섯 가지 주된 관심 영역 – 교육과 훈련, 보건교육, 지원체계, 여성에 대한 사람들의 태도 변화, 고용정책과 고용기회 및 하부구조 개발 – 을 밝혀내었다.

이런 광범위한 관심 영역 중에는 특수한 문제와 쟁점이 매우 많이 있으며, 각 문제들의 상대적인 중요성은 나라마다 크게 다를 것이다. 한 나라 안에서도 문제는 지역별로 크게 달라질 수 있으며, 한 마을에 있는 여성은 이웃 마을의 여성과는 다른 문제에 관심을 가질 수도 있다. 사람들은 상호간의 관심 영역을 함께 알아보고, 가장 중요한 문제가 무엇인지 합의하기 위해서, 그들이 부딪히는 어려운 문제에 대해 이야기할 기회와 시간을 갖는 것이 매우 중요하다.

집단 토의는 이런 목적을 위해서는 아주 좋은 장이 될 수 있다. 따라서 어느 워크숍에서나 집단 토의 시간이 충분히 배정되어야 할 것이다. 이때 집단은 모든 사람들이 의견을 자유롭게 개진할 수 있다고 느낄 수 있을 만큼 작아야 한다. 사람들은 개방된 토론을 통해서만 다른 사람들도 자신과 비슷한 문제를 가지고 있으며, 문제와 상황에 대해서 비슷한 감정을 느끼고 있다는 것을 이해할 수 있다. 집단 토의를 하게 되면 사람들은 자신들의 관심사를 말하고, 문제를 규명하고, 해결책을 찾아내고 이를 시행하기 위한 조화된 행동을 하는데 필요한 지원을 얻을 기회를 얻을 수 있다.

보건의료 제공자로서의 여성에 대한 제2차 세계보건기구 자문회의의 토의 과정에서 다양한 국가의 수많은 관심사 중에서 다음과 같은 쟁점이 등장하였다.

- 빈민지역과 대도시 지역의 비공식적인 탁아소에 있는 학령전 어린이에게 특수한 보건의료서비스를 제공하기 위하여 여성을 훈련시킨다.
- 여성이 국가 보건의료체계내의 특정 지위를 차지하지 못하도록 차단하는 역할을 하는 것은 바로 교육체계이다.
- 다양한 범주의 보건의료 제공자는 다양한 보상체계(가족계획 서비스 제공자도 포함된 피고용자와 자원봉사자, 남성과 여성)를 가지고 있다.
- 보건의료에 대한 정책결정 수준의 결정에 여성이 참여하거나 참여하지 못한다.
- 보건의료 제공자로서의 여성의 효율성과 효과를 증진시킨다.
- 지역사회 보건 사업을 개발하는 데 여성 조직을 활용한다.
- 가족계획과 일차보건의료를 간호인력, 마을건강원 및 기타 여성 보건의료 제공자의 활동과 통합시킨다.
- 문맹자나 문자해득이 어려운 여성을 마을의 특정 형태의 보건의료 제공자로서 훈련시켜 이용한다.

(2) 사실을 수집한다

문제의 본질을 확인(문제가 얼마나 크고 얼마나 심각하며, 원인이 무엇이고 그 문제를 해결하기 위해 어떤 일을 할 수 있는가)하기 위하여, 핵심 집단은 몇 가지 사실을 알 필요가 있다. 예를 들어 보건의료에 대한 정책결정에 여성이 발언권을 갖고 있지 못한다는 것(앞에서 제기한 쟁점의 하나)이 주요 문제라는 것을 일반적으로 인정한다면, 핵심 집단은 다음과 같은 몇 가지 사실을 알아본 후 이 문제에 대해 무엇을 할 수 있는지 알게 될 것이다.

- 주요 전문 보건의료 인력에 속한 여성의 수(예를 들어 의사, 간호사, 치과의사, 약사, 임상병리사, 공중보건 감독자 등)
- 주요 정책 및 의사결정을 하는 보건의료 이사회나 위원회의 성 구성비
- 보건의료체계의 관리 및 집행의 지위에 있는 사람들의 성별 분포
- 간호협회나 조산사협회와 같이 주로 여성으로 구성되어 있는 전문가 조직이 보건의료제공이나 협회 가입자의 편익과 관련된 정책에 미치는 영향력
- 간호협회나 조산사협회와 같은 전문가 조직과 국가내 여성조직과의 공식적인 관계

이제는 사실을 수집하고 그 사실들을 재구성하여 제시할 책임을 맡은 사람이 필요하다. 이 일은 두세 명으로 구성된 소위원회에서 하는 것이 좋다.

(3) 해결해야 할 한 가지 문제를 선택한다

모든 사실을 수집하고 나면 한 가지가 아니라 여러 가지 많은 문

제가 있다는 것이 분명해진다. 앞에서 제시한 사례, 즉 여성이 정책결정 수준의 보건의료영역에서 발언권이 거의 없다는 사례를 다시 들어보면, 다음과 같은 문제들이 등장하게 될 것이다.

▫ 병원 이사회, 지역보건협의회, 보건소 이사회 등등 보건 문제에 관한 정책결정이나 의사결정을 내리는 이사회에 여성이 매우 적다.

▫ 보건의료체계의 관리직이나 지도적 지위에 있는 여성의 수가 매우 적다.

▫ 여성이 지배적인 간호와 조산을 제외하고는, 전문적이고 기술적인 범주의 보건의료 인력 중에는 여성보다 남성이 더 많다.

▫ 간호사협회와 조산사협회는 주요 정책 쟁점에 대해 자문을 받지 못할 뿐 아니라 보건의료 정책에 관하여 거의 영향력을 미치지 못한다.

▫ 국가의 여성국과 간호사협회나 조산사협회간에 의견교환이 없다.

▫ 여성국은 공식적인 보건의료부문에 영향력을 미치지 못할 뿐 아니라 그들과 의견교환도 하지 않는다.

이 문제들은 모두 다 중요하지만 한 번에 모든 문제를 다 다룰 수는 없다. 따라서 일반적으로 먼저 한 가지 문제로부터 시작하는 것이 현명하다. 그렇다면 문제는 어떤 것을 선택하느냐 하는 것이다. 이 때는 몇 가지 결정기준을 갖고 있는 것이 좋다. 다음과 같은 질문을 던져보면 도움이 될 것이다.

▫ 무엇인가를 할 수 있는 문제는 어떤 것인가?
▫ 어떤 문제가 가장 심각한가?
▫ 문제가 커지고 있는가, 줄어들고 있는가?

□ 이 상황을 변경시키면 장기적으로 어떤 혜택이 오는가?

□ 변화가 일어나면 누가 어떤 점에 대해서 어떻게 반발할 것인가?

앞에서 열거한 특정한 문제들을 검토하는 집단에서, 보건의료체계의 관리직이나 지도적 지위에 여성이 거의 없다는 문제를 가장 먼저 다루기로 하였다고 하자. 이런 결정은 보건의료체계의 상위직에 있는 여성의 수가 많을수록 보건의료체계에 변화를 가져오기가 쉽다는 점에 근거하고 있다. 기존의 상황을 바로잡으면 장기적으로 편익이 있을 것이고 따라서 핵심집단이 이 문제를 가장 먼저 선택한 것은 정당하다고 할 수 있을 것이다.

(4) 문제를 극복하는 방법을 찾는다

물론 다음 단계는 문제에 대해서 무엇을 할 수 있는가를 생각하는 것이다. 어떻게 하면 상황을 변화시킬 수 있을 것인가? 여기서는 문제의 원인이 되는 요인을 규명하면, 문제를 바로잡기 위해서 어떤 일들을 해야 하는 지 아는 데 도움이 될 것이다.

'관리직에 있는 여성이 너무 적다'는 문제에 기여하는 요소로는 다음과 같은 것이 있을 수 있다.

□ 관리직의 수가 적다(이 경우에는 공석이 된 지위에 적절한 여성 후보자를 찾는 일이 특별히 중요할 것이다).

□ 여성이 관리직에 오르는 데 필요한 교육이나 훈련을 받지 못했다(이 경우에는 이런 여성들을 위한 관리훈련과정을 개설하면 될 것이다).

□ 일부 고용주들이 여성을 차별한다(이 경우 고용주들이 차별적인 행동을 하지 못하도록 하는 활동을 해야 할 것이다).

□ 여성의 자존심이 낮다(이 경우에는 남성과 여성이 모두 가정내

책임이 중요하다는 것을 알고, 그 책임을 나누는 것을 배우도록
전체적인 사회화 과정이 변화될 필요가 있다).

이런 요소들은 모두 궁극적으로 문제를 해결하려면 언젠가는 다
루어야 할 문제이다. 그러나 사회화 과정이 여성의 자존심을 높이는
방향으로 변하기 전까지는, 그리고 여성이 직장에서 책임있는 일을
자유롭게 얻을 수 있도록 가사의 책임이 부부간에 공유되기 전까지
는, 현대 사회의 관습과 전통을 바꾸는 활동이 필요할 것이다. 이런
변화를 가져오기 위해서 가정내에서 자녀양육의 방향을 바꾸기 위
한 대규모 국가적인 캠페인이 시작되어야 할 것이다. 그뿐 아니라
교육제도의 변화도 필요하며, 특히 학생의 상담과 지도에서 변화가
필요하다. 이런 변화가 이루어지려면 오랜 시간이 걸릴 것이고, 새
로운 세대가 자라나서 사회를 담당하기 전까지는 그 결과가 분명히
나타나지 않을 것이다.

변화를 주도하는 데 관심이 있는 집단은 아마도 단기에 분명하게
해결될 수 있는 요소에서부터 시작하는 것이 좋으며, 사회화 과정의
변화는 장기적인 사업으로 다루도록 조언받았을 것이다.

문제를 해결하기 위해 어떤 활동과정이 가능한가를 고려할 때, 다
음과 같은 몇 가지 질문을 던져보는 것이 좋을 것이다.

□ 특별히 이루어져야 할 것은 무엇인가?
□ 그 일을 하는 데 얼마나 긴 시간이 걸릴 것인가?
□ 그 일을 하려면 어떤 자원(예를 들어 사람, 돈, 장비 등등)이
   필요한가?
□ 그 일을 하지 못하도록 방해하는 요인은 무엇인가?
□ 다음 사람들이 제안된 행동을 문화적·정치적 및 사회적으로
   받아들일 수 있는가?

- 대상 집단
- 정책결정자
- 잠재적인 협력기관
□ 제안된 행동이 진행중인 보건사업과 통합될 수 있는가?

(5) 계획된 행동을 시행한다

다시 사례로 돌아가면, 핵심집단은 여성이 일차보건의료의 관리직을 수행하는 데 필요한 교육이나 훈련을 받지 못했다는 문제를 해결하기 위해 어떤 활동을 먼저 시행할지 결정하여야 한다. 그들은 상황을 개선하기 위해 관리, 지도력 및 의사소통 기술의 훈련을 받을 필요가 있는 보건의료 인력의 범주를 결정하여야 할 것이다.

이 때 수행되어야 할 특수 활동은 다음과 같다.

① 훈련기관과 접촉하고 기관의 관리, 지도력 및 의사소통에 관한 교과목을 분석하는 '활동팀'의 임명
② 필요한 요소의 개발
③ 다양한 범주의 인력의 교과목에 이런 요소가 포함된 지침의 개발과 발표
④ 다양한 범주의 인력을 훈련하기 위한 관리·지도력 및 의사소통 기술을 개발하기 위한 워크숍의 개발

이런 활동을 위하여 다음과 같은 요소들이 필요하다.

□ 일정표를 작성하여야 한다.
□ 활동을 수행하기 위한 책임을 위임하여야 한다.
□ 필요한 자원을 추정하여야 한다.

  □ 문제나 잠재적인 장애물을 밝혀야 한다.
  □ 진행 정도를 확인하는 방법을 고안하여야 한다.

　각 활동을 연계하여 보면 어떤 정책 변화가 필요하며, 어떤 사실을 더 수집할 필요가 있는지 알 수 있을 것이다.

　이때 활동계획은 글로 작성하여 모든 사람들이 받아볼 수 있도록 하는 것이 좋다. 또한 글로 쓴 계획은 좋은 체크 리스트가 될 수 있다. 행동계획에 무엇이 들어가야 하는가에 대한 일반적인 합의가 있다면 양식이 도출될 수 있을 것이다.

　자메이카에서 보건의료 제공자로서의 여성에 대한 프로젝트를 위해 개발된 업무활동표가 사례로 제시되어 있다(<표 23> 참조). 이 업무활동표는 다른 나라에서도 유용하게 사용할 수 있을 것이다.

⑹ 계획 내용을 설득한다

　"당신이 어디로 가야 할지 알면 사람들은 당신이 길을 따라 가는 것을 더 잘 도와줄 것이다"라고 한 오래된 격언처럼, 집단이 마음에 두고 있는 목표를 명확하게 정의하고, 그 목표에 도달하는 방법을 확실하게 예상하여 계획을 세우면 시행도 훨씬 쉬워질 것이다.

　고위 정책결정자가 어느 정도 기획과정에 참여하지 않는 한 계획, 특히 대규모 프로그램을 위한 계획은 실현 가능성이 거의 없다. 기획활동이 정부 공무원에 의해 주도되는 곳에서는 기획자가 정부 지원에 대해서 염려할 필요가 거의 없다. 그렇지 않은 곳에서는 계획을 착수하여 실현하고자 하는 사람은 관련당국에 계획에 대한 정보를 제공하여 그들의 의견을 들어볼 필요가 있다. 어떤 경우에는 반응이 호의적일 수도 있고 때때로 당국에서 재정적 또는 다른 형태의 지원을 제공할 수도 있다. 관련당국의 잠재적인 반응이 어떠하든 간에 기획자가 되려면 먼저 누구를 만나야 하며, 어떻게 해야 하는지를 알아야 하며, 기획하고자 하는 사업과 관련된 당국이 어디에 있는지 알아야 한다. 당국에서 처음부터 호의적인 반응을 보일 경우, 당국이 점차 기획에 개입하여 기획과정에 필요한 자금, 시설, 장비, 인력 등을 지원해 줄 수도 있다. 어떤 경우에나 관련된 정책결정자를 찾는 것이 중요하다. 정책결정자를 찾으면 그들을 만날 수 있는지 알아본 다음 기획의 초기 단계에 그들과 접촉하고, 기획과정을 통하여 그들에게 정보를 제공해 주고, 그들이 특별히 관심갖는 영역에 영향을 미치는 문제에 대해 조언을 구해야 한다. 정책결정자를 설득하지 못하거나 정책결정자가 사업에 위협적인 사람이라면, 이것은 아마도 가장 큰 문제가 될 것이다. 그러므로 그들의 반대를 교묘하게 피하거나 지원을 하도록 설득할 방법을 찾아야 할 것이다.

제안서 작성

다음의 지침은 에티오피아 아디스아바바에 있는 아프리카여성연구훈련센터(African Training and Research Centre for Women)의 직원들과 미국 뉴욕 주 뉴욕 시의 국제여성호민관센터(International Women's Tribune Center)의 직원들이 준비한 아프리카 여성을 위한 정보 지침서[11]의 일부이다. 이 지침서는 아프리카의 상황에 맞게 만들어졌지만, 이 안에 있는 자료의 대부분은 다른 지역에서도 이용할 수 있을 것이다. 우리는 제안서를 쓰기 위한 훌륭한 아이디어 원으로, 프로젝트나 프로그램을 위한 잠재적 자원의 안내서로, 그리고 다른 지역에서 비슷한 지침서를 개발하기 위한 사례로, 이 지침서를

---

11) 이 지침서를 얻으려면 다음의 주소로 연락하면 된다. The African Training and Research Centre for Women. United Nations Economic Commission for Africa, P. O. Box 3001, Addis Ababa, Ethiopia.

추천한다. 만약 당신이 프로젝트를 시행하기로 결정하였다면, 그리고 외부의 지원이 필요하다고 결정하였다면 다음 단계는 프로젝트의 윤곽을 정하는 것이다.

프로젝트의 윤곽 정하기

외부의 재원을 찾아보기 전에 잠재적인 재정지원기구에서 쉽게 이해할 수 있도록 프로젝트의 윤곽을 정할 필요가 있다. 또한 잠재적인 재원을 연구함에 있어서 자금조달 기구의 우선순위에 프로젝트의 필요를 맞출 수 있도록 프로젝트에서 정확히 무엇이 필요한지를 알면 도움이 될 것이다.

예를 들어 훈련 프로젝트의 자금이 필요한가? 아니면 회의나 세미나를 위한 자금인가? 연구 프로젝트인가? 출판인가? 당신의 프로젝트는 넓은 범위의 지역사회 개발의 일종인가? 교육인가? 농업인가? 돈이 필요한가? 기술지원과 훈련인가? 장비인가? 등등을 명확히 하여야 한다.

지원자의 선택

먼저 국가 또는 지역사회에서 지원자를 찾는 것이 가장 좋다. 이때 중앙정부와 지방정부 및 산업체라는 두 가지 가능성이 있다.

(1) 정부

지역사회 개발관, 학교 선생, 보건과 사회사업가 등과 같은 중앙정부나 지방당국의 공무원을 통해 적절한 정부 담당자, 가용자원, 기존 또는 앞으로의 프로젝트 등에 대한 조언을 들을 수 있다.

정부 부서에 신청할 때는 교육, 농촌개발 등과 같은 지원을 요청하는 주제를 다루는 곳에 정확하게 신청하여야 할 것이다. 만약 여성사업 담당관이 있다면 그에게 신청서나 편지를 보내는 것이 좋다. 여러 관련 부서의 활동이 중복되는 경우가 많으므로 모든 관련 부서에 편지를 다 보내는 것이 좋다. 이렇게 하면 관련된 사람들이 지원 요청을 알리게 될 것이다.

정부에 만약 여성의 이익을 확대시키기 위한 기구가 있다면 그 기구에 편지를 보내는 것이 좋다.

사업영역과 관련된 정부 부서에 있는 사람들에게 사업계획과 프로그램 활동의 정보를 계속 제공하라. 이렇게 하면 때때로 추가적인 도움이나 지원을 얻을 수 있을 것이다.

(2) 지역정부와 사업체

그다지 많지 않은 양의 돈, 시설, 장비, 또는 기술지원을 필요로 할 때는 지역사회조직이나 지역 사업체의 지원을 받을 수도 있을 것이다. 사업가들의 조직을 통해 다양한 프로젝트의 캠페인을 조직할 수도 있을 것이다.

정부나 지방의 지원자로 충분하지 않을 때는 국외에서 지원자를 찾아야 할 것이다. 이 중에서 가장 중요한 것은 다음과 같다.

- 국제연합
- 정부기구
- 민간기구와 재단
- 다국적 기업

이런 단체들은 여러 가지 방식으로 비정부 사업을 지원하고 있다. 재정을 지원해 줄 수 있는 기구가 어떤 사업에 우선순위를 두고 있

는지 폭넓게 연구할 필요가 있고, 이와 관련된 신청절차를 정확히
따르는 것이 매우 중요하다. 일단 몇 개의 적당한 재원을 찾았으면
각 기구에 사업내용을 간단히 적은 문서를 보내 신청 절차, 여성과
개발에 대한 관심 및 신청요건에 대한 정보를 요청하라. 그 기구의
지역 대표와의 접촉이 가능하면 그들과 만나 올바른 절차에 대해 논
의하라. 제안서의 준비에 대한 지침은 <부록 1>에 재정지원기관에
대한 안내 책자와 함께 수록되어 있다.

<표 23> 자메이카의 보건의료 제공자로서의 여성에 대한 프로젝트를 위한 행동계획

목표 1. 여성의 관리직 진출을 촉진한다.					
특수 활동	기간	책임 조직	자원	제약점	모니터와 평가지표
1. 새로운 노동자를 위하여 기획되고 문서화된 오리엔테이션을 통해 업무의 역할과 기능을 명시	진행중	보건부	보건부의 기획 단위	자원의 부족 관료주의	오리엔테이션세션에 참여한 노동자의 수
2. 모든 수준의 노동자들에게 조직표를 제공	1년	보건부	사회서비스부 보건부	인력 부족	개정된 조직표
3. 객관적이고 적절한 활동을 허용하는 실적에 기초한 업무평가체계를 만들기 위하여 현재의 체계를 검토(긍정적인가, 부정적인가?)	진행중	보건부 사회서비스부	인력부서	부적절한 동료 평가	체계의 개발
4. 체계를 '진행시킬' 방법 (비공식적인 측정)	6개월	여성국		자금의 부족 인력 부족	수행된 과정
5. 국가의 모든 지역에서 일차보건의료를 위한 행정기구를 설치	1년	보건부 사회서비스부 내무부	여성조직 여성국	자원부족 지위의 부족	6개월 이후의 목표에 대한 진행 평가
6. 여성, 특히 다양한 장소에서 일하는 여성을 위한 아동양육시설 설치방법 연구	12개월	청소년부 (아동국) 비정부기구 여성국 지역의 유아교육체계	YMCA나 전문유아원과 같은 다른 탁아 프로그램에 대한 정보나 자료	자금 부족	연구와 프로젝트 제안서의 작성
7. 참여자가 성공적인 관리자의 '대역을 하는' 프로그램의 개발	진행중	보건부	성공적인 지도자와 관리자로 알려진 사람들	자원의 부족 조직의 부족	개발된 기술에 대한 참여 전후의 평가

<표 23> 계속

목표 2. 관리직에 있는 보건의료 제공자로서의 여성에 대한 태도의 변화를 촉진한다.

특수 활동	기간	책임 조직	자원	제약점	모니터와 평가지표
1. 워크숍 보고서의 배포	1984년 10월 1일	여성국 보건부 사회의학 및 예방의학부서	자금 기술지원	지원의 결여	배포된 보고서
2. 여성의 특수한 필요에 대한 문제를 논의하는 정기 포럼 설치	진행중	보건부	자금 기술지원	인력 부족 재원의 결여	개최된 회의, 회의의 문서, 평가 형식
3. 여성을 최고위직으로 올리는 데 도움이 되는 태도에 대한 학제간 공동 연구	1년	여성국 보건부	서인도제도 대학을 통한 지역의 기술지원(여성학, 사회학, 사회 및 예방의학, 정신과)	자금의 부족 부적절한 데이터베이스	수행된 연구
4. 대중 매체 프로그램의 개발	진행중	여성국	시청각 보조 기술지원	예산의 제약 예산 삭감	진행중인 대중매체 프로그램

목표 3. 모든 범주의 보건의료 노동자에게 관리·지도력 및 의사소통(MLC) 기술의 훈련을 보장한다.

특수 활동	기간	책임 조직	자원	제약점	모니터와 평가지표
1. 훈련기관과 함께 훈련기관의 교과과정에 MLC 요소를 분석하고 지침을 개발하고 출판하기 위한 활동팀의 구성	7주(1984년 10월 중순)	여성국 훈련기관 - 서인도제도의 대학 - 서인도제도의 대학병원 - 공중서비스부 - 보건부	보건부 사회서비스부 서인도제도의 대학 예술·과학 및 기술대학 지역사회대학	일반경제 상황 재원의 결여 낮은 수준의 개별훈련 낮은 요원/학생비 하드웨어와 소프트웨어의 이용불가	활동팀의 구성 교과과정에 MLC 요소의 삽입 지침의 개발과 출판
2. 자원의 규명	1년	위와 같음	위와 같음	위와 같음	밝혀진 지원
3. 필요한 MLC 요소의 개발	1년	위와 같음	위와 같음	위와 같음	개발된 MLC 관련 요소
4. 다양한 범주의 노동자들에게 MLC 기술을 개발하는 워크숍	1년	위와 같음	위와 같음	위와 같음	수행된 워크숍
5. 능력이 있는 지원자를 위해 졸업 후 교육이나 기본 코스 수료 후 교육이나 특별연구생의 기회를 제공	1년	위와 같음	위와 같음	위와 같음	과정에 참여한 사람의 수

<표 23> 계속

특수 활동	기간	책임 조직	자원	제약점	모니터와 평가지표
6. 관리훈련 프로그램을 지역 차원으로 분권화	진행중	보건부	사회서비스부 범미주보건기구 세계은행	재정의 부족 인력의 부족	분권화된 훈련 프로그램의 수
7. 다양한 학문이 포함되는 관리 훈련을 위한 교과과정의 개발	2~5년	보건부 사회서비스부 서인도제도의 대학 사회의학 및 예방의학부서	국제기금기구 USAID 서인도제도의 대학 예술, 과학 및 기술대학	조직의 부족	개발된 교과과정
8. MLC 기술은행의 개발	2~5년	보건부	국제기금기구	재정의 부족 인력의 부족	개발된 기술은행
9. 훈련 프로그램 조정기전의 강화	2년	보건부	보건서비스부 PIJ(인력)	인력의 부족	훈련 프로그램의 조정

목표 4. 여성 건강에 대한 정보의 교환과 확산을 촉진한다.

특수 활동	기간	책임 조직	자원	제약점	모니터와 평가지표
1. 보건부와 다른 부간에 사무차관 통한 공식적인 연계의 수립	진행중	여성국	연구책임자	요원의 부족 시간	여성부와 다른 부서간의 성공적인 연합활동
2. 보건부와 비정부조직간에 보건의료 분야의 여성에 대한 정보교환을 위한 정기적인 모임의 계획	진행중	여성국	요원 이용가능한 자료	사람들은 가입시키기 어려움 자료 수집의 문제	출석 및 참여
3. 보건의료 분야의 여성이라는 주제로 신문 개발	진행중	여성국 및 다른 여성조직 보건부	정보	재정의 결여 인력 부족	신문의 발간
4. 여성과 관련된 보건과 다른 쟁점에 관한 정보를 제공하는 문서센터의 개발	1년	여성국 보건부 사회의학 및 예방의학 부서	국립 도서관 사회의학 및 예방의학 부서	자금의 필요성	설립된 센터
5. 보건분야의 여성에 대한 건강 전시회(HEALTH FAIR) 개최	3일	여성국, 자메이카 간호사협회, 자메이카 의학협회, 비정부조직 보건부	보건교육국 교회/학교 범미주보건기구 PSOJ 비정부조직	재정의 결여 인력의 부족	참여 참여자의 평가

사업계획서의 작성

1. 국가사업의 자금조달을 위한 사업계획서의 준비: 필요한 자료에 관한 지침[1]

서론

(1) 주요 사업 영역

(2) 프로젝트 제목

(3) 프로젝트의 목적

(4) 실행 국가(또는 지역)

(5) 프로젝트 기간: 최소 3년에서 최대 5년과 같이 연수를 정한다.

(6) 예산 개요

해마다 필요한 양과 사업 기간에 필요한 자본비용과 경상비를 각각 보여주는 다음과 같은 표를 작성한다.

지출형태	1983	1984	1985	1983~1985	총합
경상비					
자본비용					

그뿐 아니라 자금지원을 요청할 원조기관에서 제시한 양식에 따라 자세한 연도별 예산도 준비하여야 한다.

---

[1] 이 지침은 보건의료 제공자로서의 여성에 대한 제2차 세계보건기구 자문 회의 과정에서 개발되었다.

⑺ 요청기관

자금지원을 요청하는 기관의 명칭(예를 들어 보건부, 전국여성조직협의회 등)을 기록하고, 국가의 조직 구조 내에서 그 조직의 관계나 위치를 표시하라(이는 조직표를 이용하는 것이 좋을 것이다).

⑻ 프로젝트에서 제시하는 문제들

프로젝트에서 다루고자 하는 문제들의 목표는 세계보건기구에서 제시한 내용으로 정하여야 한다. 예를 들어 보건개발 업무에 여성들이 효과적으로 참여하는 데 필요한 교육·훈련 및 오리엔테이션을 제공하는 것을 목표로 제시할 수 있다. 아마도 여기서 문제가 되는 것은 여성이 필요한 훈련을 거의 받지 못하고 있다는 점일 것이다. 그 이유를 명백히 밝히고, 이 문제를 중심으로 여성에게 필요한 훈련 프로그램을 기획하고 실행해야 한다. 문제는 단순·명료하게 그리고 포괄적으로 기술해야 하며, 양적인 용어나 다른 용어로 기술한다. 예를 들어 특정한 상황이 동시에 둘 또는 그 이상의 다른 환경에서 존재할 때와 동일한 환경에서 둘 또는 그 이상의 시점에서 존재할 때로 대비시켜 보면서 문제를 정의할 수 있는 경우도 있다.

⑼ 대상 집단

세계보건기구 프로젝트의 기본적인 목표는 보건의료 제공자로서의 여성의 지위와 역할을 확대하는 것이기 때문에 하나 또는 그 이상의 여성들이 대상 집단이 될 수 있다. 대상 집단은 예를 들어 보건교육이 필요한 어머니들, 관리훈련이 필요한 여성 보건의료 인력 집단 등등으로 명기되어야 한다. 각각의 경우에, 참여하는 여성의 수를 명기하고 필요하면 집단의 지역적 위치와 다른 특색들도 역시 명기하여야 한다.

⑽ 다른 프로젝트와의 관계

여기서의 목표는 내부에도 프로젝트의 잠재적인 후원자가 있으므로 프로젝트가 전적으로 외부의 기금에 의존하지는 않는다는 것을 밝히는 것이다. 예를 들어 여성에 관한 프로젝트도 역시 국가에서 수행중인 기존 프로젝트에서 사용하고 있는 하부구조를 활용할 수 있으므로, 기존 프로젝트가 잠재적인 후원자가 될 수 있다. 일부 관련 프로젝트나 프로그램의 주제는 보건부문이 주로 책임지는 분야가 아닌 문자교육, 취업, 가정경제 및 영양과 같은 것이 될 수도 있다. 어떤 경우에나 프로젝트가 명기된 다른 프로젝트나 프로그램과 어떻게 연계될 수 있는지와 그리고 다른 사업 자원 중에서 어떤 것이 어떻게 이용될 수 있는가를 설명하여야 한다. 이 프로젝트가 세계보건기구의 보건의료 제공자로서의 여성에 대한 국제적 연구를 계승하였다는 점을 보이거나, 또는 보건의료 제공자로서의 여성에 관해 세계보건기구에서 조직할 수 있는 여러 가지 워크숍, 자문회의 및 연수, 출판 및 정보교환과 같은 활동과 연계될 수 있다는 점을 보이는 것이 유용할 것이다.

(11) 국가적인 사회경제 개발계획 및 보건계획과의 연계

자금을 요청하는 프로젝트가 '2000년까지 인류 모두의 건강'이라는 목표를 달성하고자 하는 목적의 활동을 촉진하고 실행하는 전체적이고 국가적인 활동의 일부분이라는 것을 보여주어야 한다. 또한 이 프로젝트를 시행하면, 여성(숫적으로 가장 많은 보건의료 제공자 집단)이 국가 보건발전에 효율적으로 기여하지 못하도록 막는 특정 장애물을 효과적으로 제거할 수 있게 된다는 것을 보여주는 것이 좋다. 예를 들어 현재 여성들이 받고 있는 일차보건의료, 정책수준의 의사결정, 교수 또는 사업 및 인력관리를 위한 교육·훈련 및 오리엔테이션이 부적절하다거나, 또는 보건의료 인력을 훈련하거나 고용하기 위한 모집체계가 여성에게 부적절하다는 점을 보여 자금을 신청하는 당해 프로젝트가 이런 문제들을 해결하는 것과 연계되어 있다는 것을 지적하는 것이 중요할 것이다.

(12) 우선순위

자금지원을 요청받은 원조기구는 당해 국가의 정부와 국민들이 제안서에서 기술된 문제를 중요하게 생각하는지 그리고 그 문제를 어떻게 다루려고 제안하고 있는지를 알고 싶어할 것이다. 따라서 이런 사항을 파악하여 제안서에 기록하는 것이 좋다. 국가에서 여성의 상황을 개선시키기 위한 노력에 어느 정도의 우선순위를 부여하고 있는가를 파악하면 프로젝트의 중요성도 대략 알 수 있다. 관련 입법, 위원회의 활성화 등을 비롯하여 이런 활동을 요약하여 제시하는 것도 도움이 될 것이다. 그뿐 아니라 제안된 것과 비슷한 프로젝트가 국내외의 다른 곳에서 성공적으로 수행되고 있다는 것을 알면 원조기구에서 흥미를 가질 것이다. 비슷한 프로젝트의 효과에 대해 실제적인 정보를 제공하면, 자금지원을 요청받은 원조기구에서 제안된 프로젝트에 자금을 댈 가치가 있는지 여부를 결정하는 데 도움이 될 것이다.

(13) 기대 효과

프로젝트가 보건의료체계에서 또는 가정과 지역사회에서 보건의료 제공자로서의 여성의 역할과 지위의 변화에 어떤 방식으로 얼마나 크게 영향을 미칠 것인가를 예상하여 기술하여야 한다. 특히 공식적인 보건의료체계에 있는 여성의 고용과 경력 패턴에서의 개선과 가정과 지역사회에서의 여성의 보건관련 노동의 효과와 효율을 증가시키기 위한 시설의 개선을 중요하게 감안해야 할 것이다. 또 가능하다면, 프로젝트가 사람들의 건강을 향상시키는 데 얼마나 많이, 그리고 어떤 방식으로 영향을 미치는지 보여주는 노력도 있어야 할 것이다.

배경

(1) 국가적인 지원

여성관련 법안의 입법과 여성에 관한 다른 공식적인 지원, 자금의 배분이나 다른 형태의 지원을 포함한 결정이나 활동, 여성의 상황을 경제적·정치적으로 개선하는 목적을 가진 활동을 강조하면서, 국가적으로 지원을 받고 있다는 사실을 요약하여 제시하라.

⑵ 보건의료 제공자로서의 여성의 현재 지위

가능하다면 자국의 연구결과를 가지고 보건의료 제공자로서의 여성의 상태를 간단히 설명하라.

업무계획

⑴ 목표, 접근방법 및 활동

일반적으로 자금지원 제안서 양식에는 세 요소가 들어가야 한다. 여기서는 이 세 요소의 차이를 보여주기 위하여 각각에 대해 논의하고자 한다. 목표는 하나나 그 이상의 계획된 활동의 시행에 따른, 관찰되는 결과로 볼 수 있다. 예를 들어 계획된 활동은 일정 기간 동안 일부 여성을 대상으로 관리에 관한 워크숍을 수행하는 것일 수 있고, 이 활동의 목표는 특정 시점에 활용가능한 다수의 자격있는 여성 관리자를 갖는 것일 것이다. 따라서 여성의 훈련은 활동이고 그들의 관리자로서의 활용성은 관찰된 목표이다. 목표는 측정가능한 용어로 표현된 가장 의미있는 것이다. 접근방법 또한 활동과 마찬가지로 목표에 도달하는 방법이다. 그러나 이는 시간, 장소 등의 면에서는 활동보다 구체성이 떨어진다. 예를 들어 여러 부문간의 협력은 접근방법의 하나로 간주될 수 있다. 이런 협력이 영향을 미치는 방법은 여러 부문간의 협력(예를 들어 다른 부문의 대표 모임)을 보장하기 위해 구체적으로 설계된 일련의 활동, 또는 다양한 부문이 역할을 수행하는 일련의 활동의 형태로 정의될 필요가 있을 것이다. 예를 들어 특정한 수의 여성이 아동 돌보기, 영양 등의 지도를 받는 것을 보장하는 활동에서 여러 부분간의 협력은 영양, 문자교육, 대중매체를 통한 교육 등과 같은 문제와 관련되어 있는 국가 기구나 기타 기구와 같은 다양한 부문에서 수행하는 역할의 면에서 정의될 수 있다. 다른 폭넓은 방법은 연구, 정보교환, 기술협력, 네트워크 개발과 같은 것이 있다. 이런 각각의 내용에서 특수한 활동이 제안될 수 있다.

(2) 활동의 시기

주요 활동과 그 활동이 수행되기로 예정된 기간을 보여주는 표를 만들어 넣고자 할 것이다.

(3) 프로젝트를 위해 동원된 국가 내부의 자원

국가 내부의 자금, 인원, 하부구조 장비 등 프로젝트에 이용할 수 있는 것들을 명기하라.

(4) 예산

여행경비를 포함하여 각 활동의 비용을 미화 상당액으로 추정하여 그 수치를 제시하라. <표 24>는 태국의 가정과 지역사회 보건의료 제공자로서의 여성에 대한 프로젝트 계획서를 사례로 제시하였다.

모니터와 평가

자금지원을 요청받은 기관은 당연히 자신들이 제공하는 자금으로 프로젝트의 목표를 실현할 수 있는가를 확인하고자 할 것이다. 이런 이유 때문에 그들은 프로젝트 시행의 일일 평가(모니터링)와, 사업이 명기된 목표에 대하여 어느 정도나 영향을 미쳤는지, 그리고 가능하다면 여성과 보건개발에 관한 국가의 포괄적인 목표와 관련하여 얼마나 영향을 미쳤는지를 측정하기 위한 계획(평가)을 알고자 한다. 프로그램을 조정하는 입장에서 모니터링을 하려면 조직, 시간표, 자원 지출 등에 관하여 자료를 체계적으로 수집, 보고하고 분석해야 할 것이다. 자금지원을 요청받은 원조기구는 모니터링이 수행되는 방법에 대해 알고 싶어할 것이며, 정기적으로 모니터링 계획에 참여하기를 원할 수도 있다. 평가에 있어서 원조기구는 구체적인 목표와 일반적인 목표 그리고 관련된 효율, 효과 및 관련성 등 프로젝트의 가치를 평가하는 데 어떤 기준을 사용하는가에 관해 관심이 있을 것이다. 또한 평가에 필요한 인적 자원의 조직에도 관심이 있다. 따라서 평가는 주로 모니터링 체계를 통해 수집된

<표 24> 프로젝트의 예산 계획서

1. 프로젝트 인력

필요한 인원	시간배분(%)	1년째 비용	2년째 비용
(1) 프로젝트 책임자	50		
(2) 프로젝트 조정관	100	3,600	3,600
(3) 조정관보(2)	100	6,000	6,000
(4) 비서(1)	100	2,000	2,000
(5) 타이피스트(2)	100	3,200	3,200
(6) 운전사(1)	100	1,600	1,600

2. 자문회의비

(1) 감독, 조직가 및 자문위원		10,000	10,000
(2) 프로젝트 위원회		5,000	5,000

3. 운영비

	1년 자본재	1년 경상비	2년 경상비
(1) 이동수단			
봉고차 1	9,000	5,000	5,000
자전거 3	300	50	50
(2) 전동타자기(2)	2,600	300	300
(3) 복사기	3,500	600	600
(4) 문방구와 사무용품		1,200	1,200

4. 지침서 및 기타 자료 제작비		10,000	10,000
5. 지역회의 (회의 4번 40명 3일)	8,000		8,000
6. 예비비		5,000	5,000

자료에 근거하여 이루어질 것이다.

2. 사업계획서 양식 사례

국제연합, 정부 또는 민간기구는 서로 다른 제안서 양식을 요구할 수 있다는 것을 기억하라. 그렇지만 다음에 제시한 양식은 여러 기구/조직의 양식에 맞을 것이며 다른 조직의 요건에도 쉽게 적용할 수 있을 것이다.

제목   이 면은 제안서의 보고서 제목과 표지로 사용할 수 있을 것이다. 이 면에는 다음 정보가 들어있어야 한다. (1) 프로젝트명, (2) 자금을 신청하는 사람의 이름, (3) 제안서를 후원하는 조직의 명칭, (4) 프로젝트 시행 장소와 기간이 그것이다.

요약   이 장은 제목을 적은 면 다음에 오지만 주로 맨 마지막에 작성되는 경우가 많다. 요약에서는 제안된 프로젝트를 간결하게 기술하여야 하며, 한 면을 넘어서는 안된다. 이 면에서는 문제/필요, 목표, 방법론이나 사업계획, 프로젝트의 예상 기간, 필요한 자금액수를 간략하게 기술하여야 한다.

문제/필요   프로젝트에서 다루고자 하는 특정한 문제나 필요를 개략적으로 기술하라. 가능하면 통계나 인용을 첨부하여 기술하라.

구체적인   프로젝트의 기대 결과를 상세히 기술하라. 구체적인 목표를
목표   쓸 때에는 목표를 달성하는 데 사용할 방법이 아니라 궁극적인 결과의 측면을 적어야 하며, 구체적인 목표가 '문제/필요'의 장에서 기술된 것과 관련되어 있다는 것을 확실히 보여야 한다.

조직의   조직의 역사와 기능을 간단히 기술하라. 기술한 경험으로
개요   볼 때, 조직에서 기술된 성격의 프로젝트를 행할 능력이 있다는 것을 실제로 보여줄 수 있어야 하며, '문제/필요'와 '구체적인 목표'에 적힌 내용과 연결되어 있어야 한다.

프로그램 계획

장소: 어디서 프로젝트가 시행될 것인가? 왜 그 장소를 선택하였는가? 어떤 시설과 장비를 이용할 수 있는가?

인력: 필요한 인원의 수와 그들이 프로젝트 의제를 수행하

는 기능을 기술하라. 핵심 인물들의 일대기나 이력서를 제
안서 부록에 포함시킬 수도 있다.

작업계획: 이 장은 가장 중요하기 때문에 시간과 노력을 많
이 투여하여야 할 것이다. 기획한 활동을 특정한 방법과 접
근법과 함께 순서대로 서술하는 것이 좋다. 일단 프로젝트
가 운영되면 지침으로 사용될 수 있는 특수하고 실제적인
작업계획을 개발하는 것이 중요하다.

평가　　　보고와 평가 요건은 상당히 다양하기 때문에 자금 지원을
요청하는 원조기구와 함께 이 요소를 논의할 필요가 있다.
진행중인 프로젝트를 평가하게 되면 원조기관의 요원들이
사업의 진전과 성과를 파악하고 앞으로의 활동을 위해 어떤
방법을 선택할 수 있는지를 아는 데 도움이 될 것이다.

예산　　　예산항목에서는 프로젝트의 시행과 운영에 드는 모든 비용
을 실제로 추정하여 그 수치를 제시하여야 한다. 진행중인
프로젝트라면 앞으로 수년간의 프로젝트 비용을 포함시키
고, 가능하면 궁극적으로는 자립할 수 있다는 것을 보여주
는 것이 좋다.

비용추정은 임금, 물자와 장비, 임대료, 전화요금, 우편요금
등과 같은 합리적인 범주로 나누어져야 한다.

조직의 구성원이 프로젝트를 위해 무료로 봉사할 경우에도
이를 기록하여야 하며, 가능한 한 근사한 액수로 추정하거
나 아니면 '자원봉사'로 표시하여야 한다.

기존 조직에서 특정한 프로젝트를 수행하기 위해 자금을 신
청하고 있다면 일반 경비에 드는 자금도 예산에 포함시키는
것을 잊어서는 안된다. 예를 들어 당신이 낮병원(day-care
center)을 운영하고 있는데 여기서 일 주일 걸리는 특별훈련
프로그램을 운영하고자 한다면 임대료, 전기료 등 낮병원에

서 그 기간 동안에 드는 비용도 포함시켜야 한다.

3. 자금지원 기관에 대한 편지 — 사례2)

이름 _____

제목 _____

조직 _____

주소 _____

국가 _____ 날짜 _____

친애하는 _____에게

저는 [자금지원을 요청한 원조기구의 이름] 기관의 행정가께서 여성
의 [소득증대활동, 가족계획 등의 주제 영역] 분야에서 [훈련 프로젝트,
세미나 등과 같은 프로젝트 범주] 프로젝트의 자금을 지원하고 있다고
알고 있습니다. 저는 [활동의 영역]의 분야에서 활동하는 조직인 [조직
의 이름]을 대표하여 편지를 쓰고 있습니다. 우리는 [목표를 짧게 기술
하고 프로젝트의 특징을 부각시키는 한두 문장을 더한다]를 위한 프로
젝트를 기획중에 있습니다.

만약 이 프로젝트가 [원조기구의 이름]에서 자금 지원을 고려할 수
있는 것 중의 하나라면 사업계획서를 제출하는 데 필요한 양식과 기타
관련 정보를 보내주시기 바랍니다.

만약 이 프로젝트가 귀하께서 보시기에 자금 지원이 부적절한 것이
라고 생각한다면 저에게 보다 적절한 다른 기관에 소개해 주시기 바랍
니다.

---

2) M. Hall, *Developing skills in proposal writing*(2nd ed. Portland, Continuing
Education Publications, 1977)의 60쪽에서 인용

귀하의 협력과 지원에 감사드립니다.

[이름]

4. 자금지원 기관의 기준 — 사례3)

다음은 한 자금지원 기관(이 경우에는 덴마크 공동재정 프로그램)에서 특정한 프로젝트의 지원 여부를 결정할 때, 사업계획서를 어떤 기준을 가지고 검토하는지 보여주는 사례이다.

프로젝트를 검토할 때 사용되는 주요 기준

(1) 프로젝트의 목표는 분명하고 실제적이어야 하며 가용자원과 제한된 시간 안에서 성취가능한 것이어야 한다.
(2) 프로젝트는 비용, 규모, 기간에 관하여 잘 정의되어야 한다.
(3) 이 자금지원 기관의 프로젝트 참여 결정뿐 아니라 관련 조직이나 국가에서 해당 프로젝트를 지속시키기 위한 계획이 있어야 한다.
(4) 프로젝트는 지역 주민들에 의해 관리되거나, 가능한 한 신속하게 지역 책임하에 관리되어야 한다.
(5) 프로젝트를 책임지고 있는 사람들은 공정한 관리를 보장하는 데 필요한 능력, 자격 및 경험을 소유하고 있어야 한다.
(6) 프로젝트는 관련 국가의 조건에 맞는 것이어야 한다.
(7) 지역의 주민들이 프로젝트의 기획, 시행 및 재정에 참여하고 있어야 한다.

---

3) Mandate of the Dutch Co-Financing Programme, Interkerkelijke Coordinatie Commissie Ontwikkelingsprojekten(ICCO)[Interchurch Co-ordinating Committee for Development Projects], Utrecht, Netherlands에서 인용.

우선순위가 주어지는 측면

우선순위를 고려할 수 있는 프로젝트의 형태는 다음과 같다.

- 지역 조직의 지원을 받는 활동
- 지역 관리, 지역 재정 및 지역 활동을 장려함으로써 자립을 촉진하는 활동
- 비용이 적게 드는 프로젝트
- 기존의 활동과 직접 연계되어 있으며, 사회정의와 자립을 촉진할 목적을 가진 지역사회개발활동. 그러나 한 지역사회의 개발과정이 교착상태에 빠졌거나 기존의 활동과 성격이 유사하다면 완전히 새로운 활동에 우선권이 주어질 것이다.

우선순위가 낮은 프로젝트

자금지원이 힘들 것 같은 경우는 다음과 같다.

- 병원이나 학교와 같은 대형 기관의 경상지출
- 진행중인 사업의 행정경비와 운영비
- 특권적인 지위에 있는 집단이나 질시나 경쟁을 불러일으킬 수 있는 소수 집단을 위한 프로젝트

지원을 받을 자격이 있는 형태의 프로젝트

(1) 농업: 농장경영, 목장, 비료/가금 사육/어업 협동조합, 농촌 신용 개발, 빗물 저장, 훈련 및 농업용구
(2) 교육: 가급적이면 기술교육이나 직업교육, 성인교육, 지도력 훈련
(3) 보건 및 가족계획: 통합된 농촌 보건의료, 아동보호 및 영양사업, 이동 진료소, 지역사회 간호사의 훈련, 육아사업

⑷ 인적 자원개발: 직업 창출사업, 소기업과 수공업의 개발과 같은 고용 관리개발을 위한 주민 훈련 프로젝트, 판매 협동조합, 용접·관부설·목공 훈련

⑸ 사회활동: 대중매체나 다른 의사소통기법의 이용, 성인 문자교육, 청소년 사업, 지역사회센터, 통신학교, 시청각 문자교육 프로그램 등과 같은 변화와 혁신을 도입하는 프로젝트

⑹ 지역사회개발: 전체적인 지역사회 개발 사업. 즉 보건, 영양 및 육아 프로그램과 같이 마을이나 지역의 개발을 위한 두 가지 이상의 관심 영역을 묶은 프로젝트

재정지원 기관에 대한 안내 책자

R. W. Harris, *Survey of international funding for the advancement of women*, New York, Ford Foundation, 1977, 93pp. 부록 포함.

담당자: Elinor Barber, Ford Foundation, 320 east 43rd St., New York, NY 10017, USA.

내용: 포드재단의 여성문제에 관한 조정위원회와 포드재단 국제 부서의 여성사업에 관한 위원회를 위해 준비한 문서로, 미국 재단, 상호원조사업, 국제연합체계의 국제기구 및 특정한 비정부기구에 대해 소개하고 있다.

F. P. Hosken, *International directory of women's development organizations*, Washington, D.C., US Agency of International Development, 1977, 311pp. 이 책은 다음 기구에 신청하면 얻을 수 있다. USAID, Office for Women in Development, Washington, D.C. 20523, USA.

이 책은 1977년 당시 전 세계에 있는 여성조직의 회원, 자원 및 활동에 대한 정보를 편집한 것이다.

Secretariat for Women in Development, *About women in development*.

Washington, D.C., US Agency for International Development, 1978, 99pp. European funding resources for Women in development projects. Washington, DC, US Agency for International Development, 1980, 120pp.

이 두 출판물은 다음으로 연락하면 얻을 수 있다. Secretariat for Women in Development, New Transcentury Foundation, 1789 Columbia Rd, NW, Washington, D.C. 20009. 개발도상국의 여성들에게 는 무료이다.

이 두 출판물에는 민간 재단, 정부기구, 국제연합기구 및 민간자원봉 사조직에 대한 정보가 들어있으며, 제안서 쓰는 법에 대하여 짧게 언급 하고 있다.

Taich. *US non-profit organizations in development assistance abroad*. B. Crosby & S. J. Smythe(ed.), New York, American Council for Voluntary Agencies in Foreign Service, 1971, 1038pp. 보충 부록 첨부.

연락처는 TAICH, 200 Park Avenue, New York, NY 10003, USA. 무료

B. Williams, Sources of funding and other assistance for home economics and Family planning, *The link*, 2(4): 특별부록, 1977년 3월. 재판본은 다음에서 얻을 수 있다. American Home Economics Association, International Family Planning Project, 2010 Massachusetts Avenue, NW, Washington, D.C. 20036, USA.

각국의 연구보고서: 요약문과 활동보고

1. 요약문

브라질

보고서는 일반 여성이 대도시의 빈민 지역에 있는 놀이방에서 지내는 학령전 어린이들에게 몇 가지 보건의료 서비스를 제공하도록 훈련받을 수 있는 방법을 주제로 하고 있다. 보고서에는 상파울로의 전통적인 형태의 아동양육(예를 들어 탁아소)을 브라질의 다른 지역과 라틴 아메리카의 다른 나라들(예를 들어 베네수엘라)에서 개발되고 있는 비전통적인 방법과 비교하여 효과를 분석하였다. 저자들은 밖으로 일하러 가는 어머니의 자녀들을 가사노동만 하는 어머니들에게 맡겨 자신들의 자녀와 함께 자신들의 집에서 돌보도록 훈련하는 브라질리아 시의 프로젝트에 특별한 관심을 보였다. 프로그램은 본질적으로 빈민 가족을 대상으로 하고, 여성들이 상대적으로 적은 정부 비용을 들여 상부상조하며, 아이들에게 봉사할 수 있도록 돕는 방법으로 구성되어 있다.

콜롬비아

보고서는 여성이 국가 보건의료체계의 특정 지위에 오르지 못하게 되는 교육의 문제를 분석하였다. 보고서에서는 다음과 같은 측면에 초점을 맞춰 분석하였다. ① 소녀와 여성의 교육에 영향을 미치는 가족과 지역사회 생활의 사회·문화적 측면, ② 일반교육과 전문적인 보건의료인 교육에 속하는 법률과 조직 및 이들이 여성의 교육에 영향을 미치는 방식, ③ 일반적으로 여성의 고용을 규정하는 법적 틀과 여성과 관련된 보건의료 부문의 직업적인 틀과 관련된 여성의 고용이 그 측면이다. 또한 보고서에는 콜롬비아 여성의 상황을 결정짓는 상호 관련된 요

소를 모두 거론하였고, 따라서 국가의 공식적인 보건의료체계와 비공식
적인 보건의료체계를 모두 다 언급하였다. 가정생활교육에서 일반교육,
고등교육, 전문 보건의료인 교육, 일반 고용 및 공식적인 보건의료체계
에서의 고용과 같은 영역에서의 활동을 제안하고 있다. 가능한 활동 형
태는 연구, 장려활동, 입법 및 훈련이 있다. 보건부문에 있어서는 ① 여
성을 위한 보수교육/훈련/오리엔테이션과, ② 공식 보건의료체계에 있
는 모든 범위와 수준의 인력의 성, 직업, 자격 등등에 따른 분포에 대
하여 보다 정확한 정보가 필요하다는 점, ③ 가정과 지역사회 보건의료
에서 여성의 지불받지 못하는 노동을 측정하기 위한 지표를 설계, 시
험, 적용할 필요가 있다는 점을 특별히 강조하였다.

이집트

보고서는 이집트의 촌락에서 활동하는 다양한 범주의 보건의료 제공
자(임노동과 자원봉사, 남성과 여성, 가족계획 서비스를 제공하는 사람)
들의 다양한 임금체계를 검토하였다. 일부 국가의 사례를 볼 때, 특정
한 형태나 수준의 보건의료 업무에 대한 유형적인 (특히 재정적인) 보
상이 증가함에 따라 그 업무를 점차 남성이 맡게 되면서 이미 일하고
있던 여성들을 서서히 몰아내는 경향이 보이고 있고, 임금 수준이 여성
에 대해 차별적인 요소로 작용하는 것 이상의 다른 의미를 가지고 있
기 때문에 이 문제를 검토하기로 하였다. 보고서는 이집트에는 이런 현
상이 적용되지 않을 것처럼 보인다고 하였다. 촌락에 있는 남녀의 역할
이 상대적으로 잘 정의되어 있기 때문에, 가정적인 상황이나 '방문' 서
비스는 "여성의 세계이며 남성은 할 수 없는 일"로 판단하기 때문이다.
저자는 마을 수준에서 작동되는 보상체계가 "문제냐 해결책이냐" 하는
문제에 큰 관심을 표하고 있다. 저자의 분석에서는 (성과 무관하게) 특
정한 범주의 보건의료 제공자의 낮은 소득을 올릴 필요가 있다는 점과
서비스의 수준을 높이기 위한 노력의 일부로 농촌의 보건의료 제공자
에게 동기를 부여할 필요가 있다는 점을 강조하였다.

에티오피아

보고서의 주제는 가족계획과 일차보건의료의 여러 측면들을, 간호인력·마을 건강원 및 보건의료를 제공하는 다른 여성의 업무와 통합시키는 것이다. 보고서에서는, 에티오피아 정부는 여성의 지위향상이 선행되어야만 여성이 겪는 사회적 불공정을 바로잡을 수 있고 국가의 개발활동에 여성을 참여시킬 수 있다는 점을 고려하고 있다고 지적하고 있다. 이 목적을 위하여 혁명적 에티오피아 여성 연합(Revolutionary Ethiopian Women's Association)의 지도 아래 전국적으로 여성이 조직되고 있다. 오늘까지 18,000개 이상의 지역여성연합이 구성되었고, 각 조직의 회원은 약 200명이다. 그들의 주요한 목표는 그들 가입자의 권리를 위해 싸우는 것이며, 동시에 특히 일반적으로는 보건의료의 제공과 특수하게는 일차보건의료에 대한 훈련을 받아 그들의 기술을 높이는 것이다. 행동계획서에서 저자는 간호사와 감독, 보조원과 감독, 마을건강원, 지역사회 건강요원 및 전통 산파들이 가족계획을 포함한 일차보건의료를 지향하는 현직훈련을 지속적으로 받을 필요성이 있다는 것을 강조하였다.

프랑스

프랑스는 여성 보건의료 제공자가 보건의료 노동력에 남아 있거나 재진입하는 것을 쉽게 만드는 수단과 방법에 대해 연구한 보고서를 제출하였다. 보고서에서는 특히 프랑스의 여자의사를 다루었고, 1979년 중반에 프랑스에서 의사의 인구학적 특성에 대한 통계적 검토, 1977년에 다양한 진료형태를 가지는 의사의 주당 노동시간에 관한 조사, 1980년에 프랑스에 있는 3,000명의 여자의사 표본을 뽑아 수행한 여론조사(우편 설문조사에 모두 2,013명이 응답하여 응답률은 67.1%이다)라는 세 가지 연구를 기반으로 보고서를 작성하였다. 분석 결과 1979년에 프랑스 여자의사의 약 26%가 진료를 하지 않은 것으로 드러났으며, 이는 남자의사보다 약 4배나 많은 것이다. 여자의사가 활동을 정지하고 있는 이유는 주로 임신과 육아 때문이다. 1980년에 설문지 응답 결과는 여성은 사적 진료에서 유급 출산휴가를 받을 자격이 없는 것으로 나타났다. 다른 한 편, 봉직의사인 여성도 유급 출산휴가를 받을 수는 있지만 (일반적으로 남성인) 감독자가 "출산휴가에 대해 편견을 가지고 있기 때문에" 휴가를 짧게 끝내야 한다고 느끼고 있다고 지적하였다. 인터뷰에서 여자의사들은 (봉직의사의 경우) 근무시간 선택제, 아동 양육비 및 가정보조원 고용비를 보상하기 위한 세금공제와 같은 다양한 제안을 하였다.

헝가리

헝가리에서는 지역사회 보건개발활동에 여성조직을 활용하는 문제에 대한 보고서를 작성하였다. 보고서는 가장 먼저 헝가리에서 보건과 보건의료에 관한 전문가와 일반인의 태도를 결정짓는 (사회, 문화, 경제적) 주 요소를 분석하였고, 뒤이어 헝가리의 보건의료와 여성운동간의 관계를 포괄적으로 분석하였다. 그 내용은 다음과 같다. ① 보건의료 활동을 포함한 조직과 기능의 면에서 헝가리 여성운동의 특성, ② 지역사회 보건개발에 관한 일반적인 문제, 지역사회 보건개발에서 여성운동이 할 수 있는 역할, 여성운동이 그 역할을 효과적으로 수행하는 데 필요한 조건, ③ 일차보건의료에 관한 여성운동의 역할의 경험적 평가 등이다. 마지막으로 보고서의 저자는 여성운동이 진료를 제공하는 여성을 돕고 이런 진료에서 적극적인 역할을 수행할 수 있는 방법을 제안하고 있다.

보고서에서는 시간제로 일하고 싶어하는 여성의 자녀를 돌보는 시간제 아동보육시설을 확충하는 데 여성조직이 어떤 역할을 할 수 있으며 또 하여야 하는가를 상당한 비중을 두어 기술하고 있다. 여성이 시간제 노동을 하고 싶어하는 이유는 저자가 "아동보육수당 노이로제(child care allowance neurosis)"라고 부르는 것 때문이다. 이 아동보육수당 노이로제는 아동보육수당을 받는 많은 수의 여성들이 질병으로 도피하는 것을 포함하여 여러 가지 방식으로 나타나고 있다. 저자는 이런 현상을 출산율의 저하(헝가리는 출산 및 자녀양육 수당의 제공에 관심을 기울여온 몇 안되는 나라의 하나였다)와 관련시켜 함께 탐구하였다.

인도

인도에서는 마을에서 특정한 형태의 보건의료의 제공자로서 글을 읽지 못하거나 잘 읽지 못하는 여성을 훈련시켜 활용하는 방안에 대하여 연구하였다. 인도의 여성은 다른 곳에서와 마찬가지로 가족과 지역사회 보건에 관해서 중요한 역할을 하고 있으며, 여성의 문맹률이 매우 높기 때문에 인도에서는 이 문제가 특히 중요하다. 평균 75% 이상의 인도 여성이 문맹자이며, 어떤 지역에서는 이 비율이 95%가 넘는 경우도 있다. 인도의 참석자들은 보건의료체계에서의 실패와 그 이유, 특히 일반적으로는 주민들을, 특수하게는 여성들을 필요한 훈련과 지원에 참가시키는 데 실패하게 된 이유를 지적하면서 현재 자국의 보건 상황을 생생하게 보여주는 문건을 제시하였다. 보고서에는 가족 구성원으로서, 지역사회의 일원으로서, 지역사회 건강자원봉사자나 건강 안내자로서, 전통 산파로서, 그리고 어린이 양육자로서의 여성의 역할을 제시하고 있다. 보고서에는 일반 여성을 훈련시켜 활용하는 다양한 프로그램이 기술되어 있고, 프로그램에 따라 훈련 지원자의 교육여건은 모두 다르다. 활동 제안서에서는 보건교육, 성인교육, 전통 산파의 훈련 및 지역사회 보건 자원봉사자에 관한 프로그램의 확장과 체계화, 관련된 훈련 교재의 개발과 보급, 강사와 감독자의 훈련 보상체계의 개발 등을 제안하고 있다.

인도네시아

인도네시아 보고서는 보건의료에 관한 정책결정수준에서 내리는 의사결정에의 여성의 참여를 주제로 삼고 있다. 이를 위해 다양한 문서를 검토하고, 보건의료서비스와 가족계획서비스의 정책결정자와 정부, 여성단체, 고등교육기관에서 중요한 위치에 있는 여성, 의학 협회의 중요한 위치에 있는 사람을 비롯한 45명(남자 19명, 여자 26명)을 인터뷰하였다. 인터뷰 과정에서 결혼 후 여성에게 적합한 역할, 일하는 여성에

게 적합한 직업, 의사결정자로서의 여성의 역할을 지원하거나 가로막는
요소, 보건의료에 관한 가족 내에서의 의사결정, 공식적인 보건의료체
계에서 여성에 의한 의사결정과 같은 문제에 대한 의견을 물어보았다.
모든 응답자가 보건의료서비스의 제공에 여성들이 더 많이 참여하여야
한다는 데에는 쉽게 동의했지만, 참여의 성격과 정도에 대한 의견은 상
당히 달랐다.

활동제안서에는 여성의 이미지를 변화시키는 조치, 관리기술을 비롯
한 여성의 기술을 향상시키는 조치, 일하는 여성의 부담(예를 들어 자
녀양육)을 덜어주는 조치, 여성이 가정일을 보다 효율적으로 할 수 있
게 설계된 기술의 도입, 그리고 가정보건교육 프로그램의 강화 등과 같
이 다양한 범위의 활동을 제안하고 있다. 가정내의 요소, 특히 5세 이
하의 어린이의 건강에 영향을 미치는 어머니와 관련된 요소(예를 들어
어머니의 교육수준)에 관한 조사를 기점으로 가능한 한 빨리 사업을 시
작하자고 제안하고 있다. 이런 조사 결과를 기반으로 하여, 여성을 가
정내의 건강 요원으로 훈련시키는 프로그램을 기획하면 도움이 될 것
이다. 그뿐 아니라 관리자와 지도자로, 그리고 가정내의 건강 요원으로
훈련시키는 적절한 기술을 개발하는 데 필요한 단계를 즉시 밟아야 할
것이다.

자메이카

자메이카의 보고서에서는 보건의료에 관한 정책결정에의 여성 참여
에 관해 논의하고 있다. 보고서는 다양한 문서에서 추출한 양적인 자료
들과 특별히 설계된 설문지에 대한 개인별 응답에서 얻은 정보에 기초
하여 작성하였고, 기술적이고 전문적인 능력의 면에서 보건의료 제공자
로서의 여성의 업무에 대한 자료가 제시되어 있다. 이 자료는 정책이
결정되는 수준뿐 아니라 실행 수준에서 여성이 의사결정에 참여하는
정도를 분석하여 만들었다. 또한 ① 주요 정책 및 의사를 결정하는 보
건의료 이사회나 위원회, ② 자메이카 간호사협회와 자메이카 조산사협
회와 같이 주로 여성으로 구성된 보건의료영역의 두 전문인 조직의 보

건의료 제공과 관련된 정책과 그들 회원의 복지에 대한 영향력, ③ 여성국과 앞에서 언급한 전문인 조직의 관계 및 여성국과 공식적인 보건의료부문과의 관계에 대해 검토하였다. 결론으로 여성국의 기술적 자원 및 인적 자원의 강화, 남녀의 태도변화를 촉진하는 기전의 개발, 앞으로의 훈련과 발전을 위한 자격과 잠재력을 나타내는 보건의료부문에서 일하는 여성의 등록, 보건의료의 의사결정 수준에서 여성의 필요를 만들어내는 훈련 프로그램의 개발 등을 제안하고 있다.

말리

말리에서 제출한 보고서는 가족계획과 일차보건의료의 다른 측면을 간호사, 마을건강원 및 기타 여성 보건의료 제공자의 업무와 통합시키는 방안에 대하여 기술하고 있다. 저자는 서문에서 '힘있는 지위'는 주로 남성이 맡고 있는 반면, 공식적인 정책문서는 여성차별을 억제하고 있다고 지적하였다. 이런 견해와 말리 정부가 말리여성지위향상위원회 (National Commission on the Promotion of Women)라고 불리는 기구를 만든 사실로 미루어볼 때, 정치적으로는 여성의 상황을 개선하는 활동에 우호적인 것으로 보인다. 매우 투쟁적인 조직인 말리여성연합 (National Union of Malian Women)은 전국의 수많은 여성이 자녀들과 다른 사람들의 건강을 성취하는 데 도움을 주는 활동에 참여하도록 동원하면서 모자보건과 가족계획 분야의 활동을 주도하였다. 이런 활동의 결과, 상당한 수의 농촌 모자보건센터, 사회복지센터, 학생매점, 가족계획센터, 가정 소비 식량 증산 공동체가 생겨났다. 이 보고서에서는 보건사회부에 고용된 여성 보건요원의 훈련과 책임을 자세히 기술하고 있다.

나이지리아

지역사회 보건을 개발하는 노력에 여성조직을 활용하는 것이 주제이다. 저자가 참여했던 보건개발에서의 여성에 관한 프로그램을 통해 얻은 정보를 토대로 보고서가 작성되었다. 이 프로그램은 세계보건기구

아프리카 지역사무처에 의해 촉진되었고 나이지리아를 비롯한 9개국이 참여한 사업이다. 저자는 나이지리아의 ① 몇 개 지역사회를 선정하여 그 곳에서 약 10~21일 정도 머무르면서 여성조직과 긴밀한 관계를 맺고, 조직의 성과·자원 및 문제를 관찰하고 전국여성사회위원회(National-al Council of Women's Societies)와 정부 조직과 다른 지역 조직과의 관계를 파악하였고, ② 다른 지역조직원들 및 지역사회 지도자들과 논의하였으며, ③ 기획된 프로젝트를 효과적으로 시행하기 위해 필요한 관련 부문과 여성조직 간에 활동을 조정할 방법을 찾기 위하여 지역, 주 및 국가 수준에 있는 관련 부문의 공무원과 면접을 하였다. ④ 위원회의 조직과 관리 및 전체적인 정부 체계 내에서 위원회의 위치를 알기 위하여 국가 및 주 수준의 전국여성사회위원회의 관리자를 인터뷰하였다. 마지막으로 ⑤ 관련 통계를 수집하였다.

보고서에서는 그 중에서도 특히 여성의 참여가 필요한 우선순위가 높은 문제들, 여성조직이 이런 문제를 해결하는 것을 돕기 위하여 하는 (또는 할 수 있는) 일, 여성조직이 보건문제를 풀기 위한 활동에서 직면한 장애물들에 관하여 논의하고 있다. 저자는 여성조직의 활동을 촉진하고, 활동이 더 효과적으로 수행되도록 하기 위하여 제안을 제시하고 있다. 이 중에는 법적 기구(예를 들어 여성국)를 세워 이 기구가 적절한 권위와 자원을 가지고 특정한 책임을 수행하도록 하자는 제안도 있다.

파키스탄

파키스탄의 보고서에서 다루고 있는 문제는 가족계획과 일차보건의료를 간호인력, 마을건강원 및 다른 여성 보건의료 제공자와 통합시키는 문제이다. 보고서는 저자가 '가정복지 접근법'이라고 한 보건의료 제공자로서 그리고 보건의료의 수용자로서 여성에 대한 접근 전략에 대해 자세히 기술하고 있다. 저자가 분명히 얘기하지는 않았지만 아마 이 방법은 이미 파키스탄의 일부 농촌지역과 도시 변두리지역에서 시행중인 것 같다. 어쨌든 이 방법은 가정복지센터를 중심으로 하고 있다. 이 센터에는 한 명의 여성 가정복지요원, 남녀 한 명씩 모두 두 명의 가정복지보조요원, 그리고 보조자 한 명이 있다. 센터의 주요 활동은 모자보건 서비스의 제공, 전통산파의 훈련과 감독, 지역 여성의 건강한 생활 교육, 지역사회 자원봉사자의 모집과 훈련(센터당 20~40명) 등이다. 각 센터는 25,000~30,000명의 주민을 대상으로 하고 있다. 학력이 낮은 여성도 센터에 보조자로 참여할 수 있고, 공식 교육을 받거나 산파로서 추가적인 기술 훈련을 받고 더 나아가 조산사 훈련을 받도록 격려하고 지원함으로써 가정복지 접근법내에 암묵적으로 여성의 경력개발이라는 개념이 들어 있다.

필리핀

연구 주제는 여성조직을 활용하여 지역사회 보건개발을 하는 것이다. 필리핀에서는 다른 나라와 마찬가지로 본질적으로 두 가지 형태의 여성조직이 있다. 하나는 도시지역에 사는 부유층 회원을 가지고 있는 조직인데, 이 조직의 시민 활동은 대부분 산발적이고 자선적이다. 필리핀 시의회에 가입한 이런 조직은 약 70개가 있으며, 저자는 이 조직을 간단히 소개하고 있다. 두 번째 형태는 주로 농촌 지역에서 살며 지역사회에서 함께 상부상조하는 가난한 여성이 회원인 조직이다. 필리핀에서는 여성이 남성 및 청년들과 함께 참여하는 특별한 형태의 조직화된 활동으로 발리카탄 사 카운라란(Balikatan Sa Kaunlaran (BSK))이라는 이름의 '숄더 투 숄더(shoulder to shoulder)' 운동이 있다. 이 운동은 필리핀 여성의 역할에 관한 국가협의회(National Commission on the Role of Filipino Women)에서 시작한 것으로 여성을 국가 개발에 충분히 통합시킬 목적을 가진 공동 프로젝트에 공공과 민간 부문이 함께 참여하는 것이다. 수많은 지방과 도시에 이 발리카탄 사 카운라란 모임이 조직되었다.

앞으로 일차보건의료를 제공하는 데 여성들이 얼마나 효과적인가를 알아보는 시범사업이 시행될 것이다. 이 사업은 진행중인 프로젝트에 가족계획을 통합시키는 것이 가능한가를 시험해 보았던 과거 프로젝트의 연장선상에서 이루어질 것이다.

스위스

스위스 보고서의 주제는 제네바의 여성 진료소(Women's Dispensary in Geneva)이다. 이 진료소는 여성과 그들의 자녀를 위해 여성 스스로 계획하여 만들고 운영하고 있다. 저자는 이 프로젝트가 형성되고 개발되는 공간으로서의 제네바의 의료체계, 제네바에서의 여성건강운동의 역사, 여성 진료소의 역사, 진료소의 기본원칙, 진료소의 기능 등을 기술하고 있다. 저자는 진료소의 활동, 직원의 태도, 직원과 사용자의 권리, 이 진료소가 다른 기관에 미친 영향과 모델로서의 진료소의 적합성을 평가하여 제시함으로써 보고서의 결론을 내리고 있다.

태국

태국의 보고서는 보건의료 제공자로서의 여성의 효율과 효과를 올리는 방안에 대해 다루고 있으며, 태국 여성의 가정과 사회에서의 역할과 국가의 보건문제에 대한 정보를 많이 수록하고 있다. 여기서 제안한 많은 사항 중에서 다양한 정부 부서와 태국 사회에서의 여성의 지위와 역할을 개선하는 데 관심이 있는 일부 비정부기구의 대표로 구성된 국가 위원회를 설립하자는 것도 있다. 이 위원회에서는 사업의 기획과 조직, 사업의 실행을 위한 기금과 다른 지원의 획득, 다른 비정부기구에 대한 지원 요청 및 프로젝트 조정 등의 일을 할 수 있을 것이다. 정부와 비정부기구에 있는 정책결정자들에게 여성의 상황을 알려주기 위해 정기적으로 각 지역을 돌며 세미나를 개최할 것이다. 그뿐 아니라 여성들이 보건개발에 잠재적으로 그리고 실제로 얼마나 기여하는지 알 수 있도록 돕기 위하여 모든 수준에 있는 여성들이 참여하는 세미나와 회의가 계획되어 있다. 간호사협회, 가정경제협회, 소녀안내협회 및 여의사회 등과 같은 비정부조직은 다른 여성집단에게 교육과 훈련을 제공하는 활동을 주도하도록 권유받아야 할 것이다.

소련

연구 주제는 소련 보건의료체계의 의사결정자로서의 여성이었다. 저

자가 초점을 맞춘 분야는 여성이 보건의료체계 조직 인력의 69~80%
에 이르는 반면, 의사결정을 하는 지위에 있는 여성은 겨우 25%에 불
과하다는 점이었다(소련의 보건의료서비스의 기술/운영 수준에서는 수
많은 여성 의사결정자가 있기 때문에 이 비율은 아마도 정책수준에서
의 의사결정을 의미할 것이다). 저자는 고위급 관리직에 있는 여성의
비율을 증가시키는 데 도움이 되는 것으로 다음 조치를 제안하고 있다.

⑴ 중앙의학연구소의 기존 교과목을 여자의사의 필요에 적합한 것으
    로 고치고, '대상 집단,' 즉 앞에서 언급한 의사결정직의 25%를
    차지하는 여성의 사회적이고 전문적인 특성에 대한 연구를 수행한
    다.
⑵ 변경된 교과목을 시험하여 대상집단의 업무수행정도를 추적 조사
    한다.
⑶ 모든 여자의사를 위해 질 높은 관리훈련 프로그램을 개발한다.

짐바브웨

보고서는 짐바브웨 지역보건소에 있는 보건의료 제공자의 성 분포와
남성과 여성들이 보건소를 이용하는 비율간의 관계를 검토하였다. 조사
표본은 수도 하라레에 있는 보건의료제공자와 수용자들이었고 이를 기
초로 이 관계를 파악하였다. 지역에 있는 다섯 개의 보건소를 방문하
여, 거기서 치료를 기다리는 65명의 대기자(여자 36명, 남자 29명)들과
보건소 직원들(4명의 남자의사, 수명의 여자 의료보조자, 12명의 남자
의료보조자 및 14명의 간호사)과 인터뷰를 하였다. 이 인터뷰의 목적은
남자나 여자 보건의료 제공자가 가족계획 및 부인과, 성병, 위생, 영양
실조, 가벼운 질병 및 수술을 요하는 것도 포함되는 위중한 질병과 같
은 영역 중에서 어떤 부분을 선호하는가를 알아보고자 하는 것이었다.
  연구 결과는 다음과 같았다.

⑴ 가족계획에 관한 조언과 피임약의 공급은 주로 여성 인력의 일이

다. 장기적인 견해로 볼 때, 남성에게 가족계획의 관심을 불러일으
킬 남성 교육자가 필요하다.

(2) 여성 부인과의사가 꼭 필요하다.

(3) 성병에 관한 기존 서비스는 전체적으로 환자의 입장을 고려하지
않는다. 남녀 환자를 치료하는 시설이 분리되어 있어야 하며 비밀
유지가 보장되어야 한다.

(4) 훨씬 더 많은 여성들이 외과의사로서의 훈련을 받아야 한다.

2. 활동사항

일부 국가에서는 다음과 같은 조치를 이미 시작하였다.

콜롬비아에서는 여성 보건의료 인력들이 공식적인 보건의료체계 내
에서 지도적인 지위를 획득하기 위한 자질을 갖추는 일련의 워크숍을
강조하고 있다. 한 가지 목적은 보건의료, 교육 및 연구 영역에서의 정
책형성과 기획에 관련된 기구에서 여성 자신에 의해 건강과 국가보건
개발에 관한 여성의 견해가 반영될 수 있도록 보장하는 데 도움이 되
고자 하는 것이다. 콜롬비아 국립대학의 공개강좌 프로그램의 한 부분
을 이루고 있는 워크숍은 콜롬비아 국립대학 간호학과의 주선으로 이
루어졌다.

인도네시아에서는 보건의료 제공자로서의 여성의 상황을 개선시키기
위한 행동계획을 개발하는 예비조치로 수행된 보건개발에서 여성의 역
할과 관련하여 시행하였던 여러 연구들을 평가하는 단계에 있다.

자메이카에서는 보건의료 보조원을 훈련하는 도구나 일반적인 교육
프로그램의 교사, 어머니 모임이나 여성조직 등에서 그리고 보건의료
보조원들이 사용하는 지침서의 역할을 할 수 있는 입문서를 만들고 있
다. 그뿐 아니라 수많은 육아시설에서 아동을 양육할 때 건강과 관련된
측면을 개선시키려는 활동이 이루어지고 있다. 여기서는 주로 아동의

예방접종과 영양상태를 평가하는 것과 건강 유해요인을 밝혀내 관리하는 것을 강조하고 있다.

태국에서는 보건의료 제공자로서의 여성의 효율과 효과를 높이려는 전국적인 세미나가 열려(1983년 12월) 여기서 다음과 같은 일반활동계획이 만들어졌다. ① 피훈련자와 가정주부들을 위하여 영양, 환경위생, 응급조치 및 기본간호, 가족계획, 아동양육, 개인위생과 같은 주제에 관한 지침서, 슬라이드, 포스터 등을 만들거나 복사하여 배포한다. ② 프로젝트에 대한 대중 캠페인을 벌인다. ③ 강사를 훈련한다. ④ 태국의 5개 지역에서 계획에 따른 책임 분담을 논의하는 모임을 연다. ⑤ 6개 지역(province)에서 각각 지역사회 지도자의 모임을 연다. ⑥ 대상 여성집단(예를 들어 가정주부, 여성노동자, 젊은 지역여성, 여학생)을 훈련한다.

보건의료 제공자로서의 여성에 대한 세계보건기구 자문회의

1. 제1차 자문회의

1980년 12월 17~19일, 제네바

참가자[4]

Dr. M. Bekele, Social Development Planner, Ethiopian Planning Commission, Genolier, Switzerland(보고자).

Dr. M. R. Chalermsook Boonthai, Director of health Statistics Division, Ministry of Public Health, Bangkok, Thailand.

Dr. B. Coyaji, Director, King Edward Memorial Hospital and rural health Projects, Pune, India(의장).

Dr. N. G. Alarcon, Assistant Director, Colombian Institute for the Encouragement of higher Education, Bogota, Colombia.

Dr. T. A. Gomez, Director, National Nutrition Service, Ministry of Health, Manila, Philippines.

Ms. P. Lawes, Parliamentary Secretary in Charge of Women's Affairs, Ministry of Youth and Community Development, Kingston, Jamaica.

---

4) Dr. N. S. Kislijak, Vice-Minister of Public Health, RSFSR, Moscow, USSR, Dr. A. El Said, Dar Dl Helal Journal, Cairo, Egypt, Professor M. Sokolowska, Head, Department of medical sociology, Polish Academy of Sciences, Warsaw, Poland, Dr. R. Taufa, Assistant Secretary, Family Planning Section, Department of Health, Konedobu, Papua New Guinea, Dr. M. Were, University of Nairobi Medical School, nairobi, Kenya는 참석하지 못하였다.

Ms. A. Raikes, health Researcher and Short-term Consultant, Danish International Development agency, Copenhagen, Denmark.

Dr. E. R. Rosenberg, Department of Economics, University of Sao Paulo, Sao Paulo, Brazil.

Ms. T. Sumbung, Chairman, Education Team for Family Planning and Population Programme, Women's Committee, Jakarta, Indonesia.

Dr. I. Tinker, Director, Equity Policy Center, Washington, D.C., USA (보고자).

국제노동기구

Ms. C. Cornwell, Salaried Employees and Professional Workers Branch, ILO, Geneva, Switzerland.

국제연합인구활동기금

Mr B. Muntasser, Liaison Officer UNFPA, c/o UNDP, Geneva, Switzerland.

국제연합아동기금

Ms. D. Phillips, External Relations Division, UNICEF, Geneva, Switzerland.

비서

Dr. Bui Dang Ha Doan, Director, Centre of Medical Sociology and Demography, Paris, France(단기 자문관).

Ms. D. Gibson, Audiovisual Communication, Division of Public Information, WHO, Geneva, Switzerland.

Dr. K. Giri, Family Helth, WHO Regional office for South-East Asia, New Delhi, India.

Ms. V. Hammer, Division of Family Health, WHO, Regional Office for Europe, Copenhagen, Denmark.

Dr. I. Kickbusch, Consultant, WHO, Regional Office for Europe,

Copenhagen, Denmark.

Dr. B. Lockett, Human Resources and Research, WHO Regional Office for Americas, Washington, D.C., USA.

Dr. A. mangay maglacas, Chief Nursing officer, Division of Health Manpower Development, WHO, Geneva, Switzerland.

Dr. J. Mather, Director, Affiliated Education Programs Service, Office of Academic Affairs, Department of Medicine and Surgery, Veterans Administration, Washington, D.C., USA.

Dr. A. Mejia, Chief medical Officer, Health Manpower Systems, Division of Health Manpower Deveolpment, WHO, Geneva, Switzerland.

Ms. G. Nnenna Nzeribe, Consultant WHO, Regional Office for Africa, Brazzaville, Congo.

Ms. Z. Patey, Health Manpower Systems, Division of health Manpower Development, WHO, Geneva, Switzerland.

Ms. H. Pizurki, Consultant, Health Manpower Systems, Division of Health Manpower Development, WHO, Geneva, Switzerland.

Ms. J. Van Hussen, Coordinator of International Women's Affairs, Ministry of Foreign Affairs, The Hague, Netherlands.

2. 제2차 자문회의

1982년 8월 16~20일 제네바

참가자

Dr. H. Abad Gomez, Chairmen, Department of Preventive Medicine and public Health, University of Antioquia, Medellin, Colombia.

Dr. T. Bishaw, Head, Materanl and Child Health Coordinating Office, Ministry of Health, Addis Ababa, Ethiopia.

Dr. M. R. Chalmersook Boonthai, Director of Health Statistics Division, Ministry of Public Health, Bangkok, Thailand.

Mrs. N. Buch, Joint asecretary in Charge of Women's Programme, Ministry of Education and Social Welfare, New Delhi, India.

Dr. B. Coyaji, Director, King Edward Memorial Hospital and Rural Health Projects, Pune, India(의장).

Mr G. Flaskay, Neuropsychiatry Department, Istvan Hospital of the Capital City, Budapest, Hungary.

Dr. N. G. Alarcon, Assistant Director, Colombian Institute for the Encouragement of Higher Education, Bogota, Colombia.

Mrs. S. Gillings, Planner, Social Planning Unit, National Planning Agency, Kingston, Jamaica.

Dr. T. A. Gomez, Director, National Nutrition Service, Ministry of Health, Manila, Philippines.

Dr. R. Gramoni, Women's Dispensary, Geneva, Switzerland.

Dr. L. Perez de Gusman, Executive Direcor, National Commission on the Role of Filipino Women, Manila, Philippines.

Dr. H. Hassan-Wassef, Follow-up Officer, Department of International Health, Ministry of Health, Cairo, Egypt.

Mrs. S. Kebede, Health Programmen Coordinator, Revolutionary Ethiopian Women's Association, Addis Ababa, Ethiopia.

Ms. P. Lawes, Parliamentary Secretary in Charge of Women's Affairs, Ministry of Youth and Community Development, Kingston, Jamaica.

Miss. M. Muganyi, Harare, Zimbabwe.

Ms. G. Nnenna Nzeribe, Consultant WHO, Regional Office for Africa, Brazzaville, Congo.

Dr. E. R. Rosenberg, Department of Economics, University of Sao Paulo, Sao Paulo, Brazil.

Koonying Kanok samsen Vil, The Girl Guides Association of Thailand, Bangkik, Thailand.

Sir Kenneth Standard, Department of Social and Preventive Medicine, University of the West Indies, Kingston, Jamaica.

Professor J. sulianti Saroso, Advisor to the Minister of Health, Ministry of Health, Jakarta, Indonesia.

Ms. T. Sumbung, Chairman, Education Team for Family Planning and Population Programme, Women's Committee, Jakarta, Indonesia.

Dr. L. I. Vladimirova, Assistant Professor, Central Institute for Advanced Medical Studies, Moscow, USSR.

국제간호사협의회

Dr. D. Krebs, Nurse Adviser, International Council of Nurses, Geneva, Switzerland.

국제여성협의회

Mrs. A.-M. Ineichen, International Council of Women, Paris, France.

국제연합아동기금

Ms. N. Kanawati, Programme Officer, Women's Development, UNICEF, New York, USA.

국제연합인구활동기금

Mr. G. Perez-Arguello, Associate Liaison offecer, UNFPA, c/o UNDP, Geneva, Switzerland.

서기

Ms. J. Bentley, Public Health Nurse-Midwife, Division of Family Health, WHO, Geneva, Switzerland.

Miss. P. Bevin, Health Manpower Systems, Division of Health Manpower Development, WHO, Geneva, Switzerland.

Dr. I. Butter, Professor of Health Planning, Department of Health Planning and Administration, School of Public Health, University of Michigan, Ann Arbor, MI, USA.

Mrs. L. Ewart, Technical Officer, Division of Health Manpower Development, WHO, Geneva, Switzerland.

Dr. T. Pulop, Director, Division of Health Manpower Development, WHO, Geneva, Switzerland.

Dr. K. Giri, Family Health, WHO, Regional Office for South-East Asia, New Delhi, India.

Ms. V. Hammer, Technical Officer, Division of Family Health, WHO, Geneva, Switzerland.

Dr. I. Kickbusch, Regional Officer for Health Education, WHO, Regional Office for Europe, Copenhagen, Denmark.

Ms. M. Manfredi, WHO, Regional Office for Americas, Washington, D.C., USA.

Dr. A. Mejia, Chief Medical Officer, Health Manpower Systems, Division of Health Manpower Development, WHO, Geneva, Switzerland.

Dr. V. I. Mojekwu, WHO, Regional Office for Africa, Brazzaville, Congo.

Dr. S. A. Zafir, Regional Officer for Family Health, WHO, Regional Office for Eastern mediterranean, Alexandria, Egypt.

참고문헌

1. Abbatt, F. R. & A. Mejia. 1987(in press), *Continuing the Eucation of Health Workers. A Workshop Manual*, Geneva: World Health Organization.

2. Abel-Smith, B. 1960, *A History of the Nursing Profession*, London: Heinemann.

3. Adlahka, A. L. et al., [1979], "Working life of health professionals," *World Health Statistics Quarterly*, 32(2): 138-153.

4. Anand, A. 1980, *Rethinking Women and Development: the Case for Feminism*, Washington, D.C.: Population Department, Board of Church and Society, The United Methodist Church.

5. Banning, J. & A. Besharah. [1982], *The Canadian Nurse*, 78(11): 5-6.

6. Bernard, J. 1980, "Changing family life styles: one role, two roles, shared roles," in E. Douvan et al.(ed.), *American Families: a Course by Newpaper Readers*, Dubuque and Toronto: Kendall Hunt.

7. Blumberg, R. L. 1981, "Rural women in development," in N. Black & A. B. Cottrell(ed.), *Women and World Change: Equity Issues in Development*, Beverly Hills: Sage Publications.

8. Bullough, B. in N. L. Chaska(ed.), 1978, *The Law and the Expanding Nursing Role in the Nursing Profession: Views through the Mist*, New York: McGraw-Hill, p.310.

9. Carpenter, E. [1977], "Women in male dominated health professions," *International Journal of Health Services*, 7(2): 191~207.

10. _____. et al., 1976, *Women's Roles in Extra-market Health Services*, Ann Arbor: University of Michigan School of Public Health.

11. Cayla, J. S. [1982], *"The nursing profession,"* International Digest of Health Legislation, 33(2): 366-377.

12. Checkoway, B. et al., [1981], "Representation of providers on health planning boards," *International Journal of Health Services*, 11(4): 573-581.

13. Coliére, M.-F. 1982, *Promouvoir la vie*, Paris, Inter Editions.

14. Coote, A. & B. Campbell. 1982, *Sweet Freedom: the Struggle for Women's Liberation*, Totowa: Basil Blackwell.

15. Ducker, D. G. [1978], "Believed suitability of medical specialties for women physicians," *Journal of the American Medical Women's Association*, 33(1): 25-32.

16. Ehrenreich, B. & D. English. 1973, *Witches, Midwives and Nurses: a History of Women Healers*, Old Westbury: the Feminist Press.

17. Elmendorf, M. L. & R. B. Isely. [1983], "Public and private roles of women in water supply and sanitation programmes," *Human Organization*, 42(3): 195-202.

18. Epstein, C. F. 1970, *Women's Place: Options and Limits in Pro- fessional Careers*, Berkeley: University of California Press.

19. Field, M. G. 1976, "Approaches to correct the underrepresentation of women in the health professions: a US response to a look at the USSR," in Proceedings of the International Conference of Women and Health, 16-18 June 1975, Washington, D.C.: United States Department of Health, Education and Welfare, Health Resources Administration(DHEW publication(HRA) 76-51), pp.27-32.

20. Guilbert, J-J. 1987, *Educational Handbook for Health Personnel*, 6th ed., Geneva: World Health Organization(WHO Offset Publication, no.35), pp.5.01-5.34.

21. Gulack, R. [1983], "I'm a professional," *RN*, 46(9): 29-35.

22. Haavio-Mannila, E. 1976, "Approaches to correct the underrepresentation of women in the health professions: the Scandinavian experience," in *Proceedings of the International Conference on Women and Health*, 16-18 June 1975, Washington, D.C.: United States Department of Health, Education and Welfare, Health Resources Administration

DHEW publication(HRA) 76-51), pp.39-52.

23. Hatch, S. & I. Kickbusch, 1983, *Self-help and Health in Europe*, Copenhagen: WHO Regional Office for Europe.

24. Henderson, V. A. [1978], "Concept of nursing," *Journal of Advanced Nursing*, 3: 113-130.

25. Higgins, E. J. [1979], "Datagram: participation of women and minorities in U.S. medical school faculties," *Journal of Medical Education*, 54(3): 252.

26. Hoelsteiner, M. R. [1980], "People power: community participation in the planning of human settlements," *Contact*, Special Series no.3: 43-52.

27. International Labour Office. 1977, *Labour Force Estimates and Projection, 1950~2000*, vol. V, *World Summary*, 2nd edition, Geneva.

28. International Labour Office. International Labour Conference. 1977, Convention 149: Convention concerning employment and conditions of work and life of nursing personnel, Geneva.

29. _____. 1978, *Women at Work*, Geneva, vol.2/78; 1980, Geneva, vol. 1/80.

30. _____. 1980, *Women's Participation in the Economic Activity of the World*, Geneva.

31. _____. 1980, *Equal Opportunities and Equal Treatment for Men and Women Workers: Workers with Family Responsibilities*, Geneva.

32. Krebs, E. 1976, "Women workers and the trade unions in Austria: an interim report," in *Women, Workers and Society: International Perspectives*, Geneva: International Labour Office.

33. Lipman-Blumen, J. 1975, "Toward a homosocial theory of sex roles: an explanation of the sex segregation of social institutions," in M. Blaxell & B. Reagan(eds.), *Women and the Workplace*, Chicago: University of Chicago Press.

34. Lopate, C. 1968, *Women in Medicine*, Baltimore: Johns Hopkins Press.

35. Manfredi, M. [1983], "Primary health care and nursing education in

Latin America," *Nursing Outlook*, 31(2) 105-108.

36. Mejia, A. et al. 1980, *Foreign Medical Graduates: the Case of the United States*, Lexington: Health.

37. Morrison, J. [1980], "Care in nursing—are we being side-tracked?" *Australian Nurses' Jouranl*, 9(11): 43-44.

38. Morrow, H. 1985, *Report on Post-workshop Projects: Mobilizing Nusing Leadership for Primary Health Care*, Geneva: International Council of Nurses.

39. Nalepka, C. [1983], "Entry into professinal nursing in the United States and in England as viewed with a historical and comparative perspective," *Australasian Nurses's Journal*, 11(12): 1-7.

40. Oakley, P. & D. Marsden. 1984, Approaches to Participation in *Rural Development*, Geneva: International Labour Office.

41. Ortin, E. L. [1981], "Primary Health Care: the Philippine nurses' experience," *Philippine Journal of Nursing*, 11(3): 104-106.

42. Partridge, B. [1984], "The swinging pendulum of nurse-doctor relationships," *Australian Nurses's Journal*, 13(7): 50-52.

43. Pennell, M. & S. Showell. 1975, *Women in Health Careers: Status of Women in Health Careers in the United States and other Selected Countries*, Washington, D.C.: American Public Health Association.

44. Piradova, M. D. 1976, "Approaches to correct the underrepresentation of women in the health professions: a look at the USSR," in Proceedings of the International Conference of Women and Heath, 16-18 June 1975, Washington, D. C.: United States Department of Health, Education and Welfare, Health Resources Administration (DHEW publication(HRA) 76-51), pp.27-32.

45. Quadagno, J. 1978, "Occupational sex-typing and internal labour market distributions: an assessment of medical specialties," in H. D. Schwartz & C. S. Karted(eds.), *Dominant Issues in Medical Sociology*, New York: Addison-Wesley.

46. Rinke, C. [1981], "The professional identities of women physicians,"

Journal of the American Medical Association, 245(23): 2419-2421.

47. Rogers, M. & F. Schumacker. 1982, *The Diffusion of Innovations*, New York: The Free Press.

48. Safilios-Rothschild, C. 1975, "Dual linkages between the occupational and family systems: a macrosociological analysis," in M. Balxell & B. Reagan(eds.), *Women and the Workplace*, Chicago: University of Chicago Press.

49. Schulz, R. 1983, *Management of Health Services: a Golbal Perspective*, Wisconsin, USA: Health Administration Press, University of Wisconsin.

50. Scott-Heide, W. [1973], "Nursing and women's liberation: a parallel," *American Journal of Nursing*, 73(5): 824-827.

51. Smith, E. 1981, "Adventure in Assuit," in *International Nursing*, New York: Springer.

52. Sokolowska, M. 1976, "Analysis of the role of women in health care decision-making: a look at Poland," in Proceedings of the International Conference on Women and Health, 16-18 June 1975, Washington, D. C.: United States Department of Health, Education and Welfare, Health Resources Administration(DHEW publication (HRA) 76-51), pp.21-26.

53. Sovie, M. 1978, "Nursing: a future to shape in the nursing profession," in B. Bullough(ed.), *The Law and the Expanding Nursing Role in the Nursing Profession: Views through the Mist*, New York: McGraw-Hill.

54. Spillane, E. J. [1972], "Top management compensation in Catholic-sponsored hospitals," *Hospital Progress*, 53(11): 41-49.

55. Steck, A. [1981], "The nursing shortage: an optimistic view," *Nursing Outlook*, 29(5): 302-304.

56. Stewart, I. M. & A. L. Austin. 1962, *A History of Nursing: from Ancient to Modern Times, a World View*, New York: Pitman.

57. Sundal-Hansen, L. S. 1984, *Elimination Sex Stereotyping in Schools: a*

Regional Guide for Educators in North America and Western Europe, Paris: United Nations Educational, Scientific and Cultural Orga- nization.

58. Tinker, I. & M. B. Bramsen(eds.). 1976, *Women and World Development*, Washington, D. C.: Overseas Development Council.

59. Treiman, D. J. & H. I. Hartmann. 1981, *Women, Work and Wages: Equal pay for Jobs of Equal Value*, Washinton, D. C.: National Academy Press.

59. Vanek, J. 1978, "Housewives as workers," in A. H Stromberg & S. Harkess(eds.), *Women Working: Theories and Facts in Perspective*, Palo Alto: Mayfield.

60. WHO. 1976, *World Health Statistics Annual: 1973 ~1976*, Geneva: World Health Organization, vol. 3.

61. ____. 1981, *Legislation Concerning Nursing/Midwifery Services and Education: Report on an WHO Working Group*, Copenhagen: WHO Regional Office for Europe(EURO Reports and Studies No.45).

62. ____. 1984, *Technical Report Series*, No.708.

63. ____. 1985, *Handbook of Resolutions and Decisions of the World Assembly and the Executive Board*, vol. II, 1973~1984, Geneva: World Health Organization, p.71(resolution WHA36.11).

64. ____. 1987, *World Directory of Medical Schools*, 6th ed., Geneva: World Health Organization.

66. Wilson, D. A. J. & J. M. Najman. [1982], "After Nightingale: a Preliminary Report on Work undertaken by Nurses in Queensland," *Australian Nurses's Journal*, 12(4): 31-36.

67. Women's International Information and Communication Service & The Boston Women's Health Book Collective. 1980, *International Women and Health Resource Guide*, West Somerville and Geneva.

68. Zeidenstein, S. [1979], "Learning about rural women," *Studies in Family Planning*, 10(11/12): 309-310.

세계보건기구

　세계보건기구(World Health Organization, 보통 WHO로 줄여서 부름)는 국제연합(UN) 산하 전문기관의 하나로 건강 향상과 질병 퇴치를 위한 국제적 협력기구이다. 1946년 헌장이 만들어지고, 1948년 활동을 시작한 이래, 거의 모든 국가가 참여하여 1992년 현재 회원국 수는 168개 국에 이르고 있다.

　세계보건기구는 전인류가 가능한 한 최고 수준의 건강을 달성하도록 하는 데 목적(헌장 제1조)을 두고 있으며, 이를 위하여 각국의 정부와 관련 기관의 협조 아래 건강과 질병에 관련된 여러 종류의 사업을 전개하고 있다.

　세계보건기구는 중앙에 세계보건총회(World Health Assembly), 실행위원회, 사무국의 3개 조직이 있다. 전세계를 아프리카, 동지중해, 동남아시아, 서태평양, 아메리카, 유럽의 6개 지역으로 나누어 각각 자치적인 활동을 하고 있다. 우리나라는 서태평양 지역에 속해 있다. 서태평양 지역(Western Pacific Region)의 사무국은 필리핀의 마닐라에 있으며, 1989년 이후 우리나라의 한상태(韓相泰) 박사가 사무처장을 맡고 있다. 각 나라별로 세계보건기구 대표(WHO Representative)를 둔다.

　세계보건기구의 재정은 주로 각국의 분담금으로 충당된다. 1991~1992 회계년도의 경우 6억 5천만 달러의 예산을 집행하였다. 우리나라도 0.21%(140만 달러)를 부담한 바 있다. 과거에는 수혜국이었으나, 이제는 부담액이 더 큰 공여국이 되었다.

　세계보건기구는 인류의 건강한 삶이라는 이상을 달성하기 위하여 1950~60년대에는 말라리아, 결핵, 천연두 등 감염성 질환의 퇴치에 노력을 기울여, 큰 성과를 거두었다. 최근에는 AIDS의 관리, 환경보건의 개선 등에 적극 노력하고 있다. 세계보건기구가 정한 각종 기준, 질병분류, 질병관리체계는 세계적인 표준이 된다. 1970년대에 들어서는 '보건의료체계'를 강화하기 위한 사업을 전개하였다. 이러한 노력의 대표적인 예가 1978년 전 회원국이 모여 채택한 '알마아타(Alma Ata) 선언'이다. "모두에게 건강을(Health For All)"이라는 장기적 목표를 이루기 위하여, 새로운 의료질서로서 '일차보건의료'의 개념을 제시하였다. 이는 세계 각국의 보건의료 발전과 정책 수립에 매우 큰 영향을 미치고 있다. 일차보건의료는 이제 '국가 보건의료체계의 방향 재정립'과 '지역보건의료체계'의 구성이라는 더 높은 개념으로 발전되고 있다. 우리나라에서도 경기도 연천군, 강원도 화천군, 전라남도 곡성군, 대구시 남구 등에서 지역보건의료체계 사업이 진행되고 있다.

눌원보건문고 17

의료분야의 여성과 전문직

ⓒ 서울대학교 의과대학 의료관리학교실, 1996

지은이／헬레나 피추르키·알퐁소 메지아·이렌느 버터·레슬리 에워트
펴낸이／김종수
펴낸곳／도서출판 한울

편집／신선경

초판 1쇄 인쇄／1996년 12월 10일
초판 1쇄 발행／1996년 12월 20일

주소／120-180 서울시 서대문구 창천동 503-24 휴암빌딩 201호
전화／326-0095(대표)
팩스／333-7543
등록／1980년 3월 13일, 제14-19호

Printed in Korea.
ISBN 89-460-2378-3 94510

* 값 6,000원